新曲綫
New Curves

用心雕刻每一本......

http://site.douban.com/110283/
http://weibo.com/nccpub

用心字里行间　雕刻名著经典

商务印书馆（成都）有限责任公司出品

儿童的体商

奠定主动学习和身体健康的基石

〔英〕克莱尔·史蒂文斯　著

张雪　李志敏　译

刘文　审校

商务印书馆

2025年·北京

The Growing Child: Laying the Foundations of Active Learning and Physical Health

Clair Stevens

ISBN 978-0-415-52340-0

译者序

　　学前教育是重要的社会公益事业，关系到国家、社会、家庭和个人发展的方方面面。党的十八大以来，通过扩资源、保普惠、建机制、提质量，我国学前教育事业取得了跨越式发展。2018年，中共中央、国务院印发了《关于学前教育深化改革规范发展的若干意见》，这是新中国成立以来第一次以党中央国务院名义专门印发来推进学前教育改革发展的重要文件，明确了学前教育改革发展的前进方向，具有重要意义。2020年，《中华人民共和国学前教育法草案（征求意见稿）》强调，要构建覆盖城乡、布局合理、公益普惠的学前教育公共服务体系，从国家层面保障学前儿童的受教育权。2021年，教育部等九部门颁布的《"十四五"学前教育发展提升行动计划》，把实现学前教育普及普惠安全优质发展作为提高普惠性公共服务水平、扎实推进共同富裕的重大任务。教育部的数据显示，2021年，全国学前教育毛入学率为88.1%，比 2012 年的毛入学率提高了 23.6%。学前教育中的入园难、入园贵的问题得到有效缓解，学前教育实现了基本普及目标，开始迈入全面提升质量的新阶段。2021 年 9 月，国务院印发的《中国儿童发展纲要（2021—2030）》明确提出，要增强儿童心理健康服务能力，提升儿童心理健康水平。2022 年 1 月 1 日开始实施的《中华人民共和国家庭教育促进法》，为促进未成年人全面健康成长，对其实施道德品质、身体素质、生活技能、文化修养、行为习惯等方面的培育、引导和影响提供了法律保障。学前教育也因此驶入高质量发展的快车道。2024 年 5 月 20 日至 6 月 20 日是第十三个全国学前教育宣传月，其主题是"守护育幼底线，成就美好童年"，旨在让广大家长了解教师是如何守护孩子的身心健康的。同年 7 月，《中共中央关于进一步全面深化改革、推进中国式现代化的决定》全文发布，这份纲领性文件覆盖了推进中国式现代化的方方面面，重点部署了未来五年的重大改革举措，其中特别提到了健全学前教育、特殊教育、专门教育的保障机制。

充分理解儿童的发展是提升学前教育质量的核心。20 多年前我兼任幼儿园园长时，在幼儿园门口，经常能看到或听到许多小朋友反复跟自己的家长说"早点来接我啊"；尤其是小班的许多小朋友，与家长依依不舍，甚至哭着走进幼儿园，看着真是令人心痛。于是我开始思考，如何才能让孩子们喜欢去幼儿园和上学呢？著名的教育家苏霍姆林斯基曾说："孩子们在学习的最初日子里，怀着多么激动的心情跨进学校门槛，怀着多么深切的信任注视着老师的眼睛！为什么往往几个月之后，甚至几周之后，他们眼神中的光彩便会消逝？为什么学习对于某些孩子来说会变为苦恼？童年是人生最重要的时期，这不是对未来生活的准备时期，而是真正的、灿烂的、独特的、不可重现的一种生活。"我们学前教育的质量亟待提高！

摆在我们面前的这套丛书，就是我们理解儿童的基石。当初，北京新曲线公司的赵延芹编辑亲自到大连来约我翻译这套丛书，我当时并未立即答应。但是，当我翻阅完四本英文原书，不由得眼前一亮，这不正是我多年来一直在寻找的科学研究与科学普及之间联系的桥梁吗？真可谓"踏破铁鞋无觅处，得来全不费工夫"啊！翻阅这套丛书，有一种引人入胜、发人深省、不忍释卷的冲击感觉。因此，我欣然应允这份翻译工作。衷心希望我国的广大幼儿园教师和小学教师能够读读这套丛书，助力他们更好地理解儿童发展，与儿童进行更为有效的沟通，进而让孩子们喜欢上幼儿园、喜欢上学，为提升基础教育质量奠定基础、提供抓手。

正如作者介绍的那样，这套丛书详细地介绍了儿童发展的四条主线——身体发育、认知发展、情绪发展、社会性发展，其宗旨是为学前教育工作者提供他们所需的儿童发展知识以及对这些知识的理解，以便他们制定出具备儿童发展适宜性的教学方案。每本书围绕一条主线，清晰地将理论与日常实践联系起来，解释了儿童早期教育工作具有独特教学方式的缘由，以及儿童早期教育工作者向儿童提供学习经验的方式和方法，从而帮助孩子们成为有能力、有热情的主动学习者。

《儿童的智商：奠定理解和能力的基石》（原译名《儿童的思维：奠定理解和能力的基石》）全面系统地探讨了儿童的认知和智力发展的关键原则，并描述了儿童的日常实践活动。本书清楚地解释了儿童用以获取新知识的认知策略，以及认知发展的里程碑，诸如符号表征、记忆、想象、元认知和创造力，其中包括对大脑如何加工信息的研究。另外，本书还阐述了有效学习的关键特征，并展示了游戏是如何成为儿童获取新知识、巩固其新萌芽的想法与概念的主要认知机制的。作者将这些特征应用于儿童早期教育实践所取得的经验，可有效指导教师思考如何去做以及如何做得更好。

《儿童的体商：奠定主动学习和身体健康的基石》（原译名《儿童的成长：奠定主动学习和身体健康的基石》）通过对儿童日常生活的描述，全面讨论了儿童身体发育的重要原则。作者详尽地探讨了涉及身体发育的所有方面，包括锻炼、饮食、睡眠及其对儿童全面发展的影响。本书还阐述了学习的核心特质，诸如毅力、决心、信心、责任、勇气和好奇心，并阐述了身体游戏是如何帮助儿童发展组织技能、团队合作能力、风险管理能力、交流能力和提升自尊的。本书向儿童早期教育工作者展示了如何运用这方面的知识，为提升儿童的健康水平和学习幸福感提供了机会。

《儿童的社商：奠定关系和语言的基石》（原译名《儿童的社会化：奠定关系和语言的基石》）通过对日常实践的描述，全面讨论了儿童社会性发展的关键原则。其宗旨是能够让读者深入了解儿童的社交技能和人际关系的发展，以及他们对沟通和语言的探索。本书还论述了发展儿童真诚的、信任的和互惠的人际关系的重要性，并揭示了儿童社会化的内在动力的滋养和支持机制。作者强调，游戏对于发展儿童的人际关系和语言能力极为重要，而且还是巩固儿童社交技能发展的基础。本书有助于儿童早期教育工作者了解如何用这些理论知识来培养儿童的沟通和社交技能。

《儿童的情商：奠定自信和韧性的基石》（原译名《儿童的情感：奠定自信和韧性的基石》）系统讨论了儿童情感和行为发展的关键原则，描述了与之相关的日常实践。作者清晰地解释了早期经验如何影响儿童在不同的情景下的特定行为，阐述了有效学习的关键特征，并论证了游戏如何会成为儿童探索自身和身边环境的重要途径。

这套丛书对儿童四个主要的发展领域分别进行了深入的研究和阐述，四本书各自单独成册，分别论述儿童发展的一个方面，实际上它们又是相互联系、不可分割的一个整体。这套丛书是基于《英国国家早期教育纲要》法定框架而编写的。2008 年，英国正式颁布并实施了《英国国家早期教育纲要》法定框架，这是英国早期教育领域中的里程碑式文件，该框架历经五次修订和完善，逐步形成了贯通 0~5 岁儿童的发展领域、教学指导策略、阶段评估办法等整体性体系。

最新版的法定框架于 2023 年 12 月 8 日颁布，2024 年 1 月 4 日开始实施。在最新版法定框架的第 I 部分内容中，将"儿童的学习与发展"划分为七大领域：交流与语言，个性、社会性与情绪发展，身体发育，读写能力，数学能力，理解世界的能力，表达艺术与设计。其中前三个领域为基础领域，后四个领域为特定领域，七大领域共涉及 17 条早期学习目标，这些目标是评估英国 0~5 岁儿童发展状况的重要参考。

由于这套书不同程度地体现或反映了《英国国家早期教育纲要》法定框架之前版本中第 I 部分的内容，出版社特将最新版中的这部分内容整理并附书后，方便读者朋友参考。同时，也呼吁和期待我国《幼儿园教育指导纲要（试行）》的最新版纳入托幼一体化的内容，并尽快出台。

　　这套丛书的译者多为年轻教师和博士生，有些也在译书过程中顺利毕业成长为大学教师。具体分工如下：《儿童的智商：奠定理解和能力的基石》，张珊珊、于增艳译；《儿童的体商：奠定主动学习和身体健康的基石》，张雪、李志敏译；《儿童的社商：奠定关系和语言的基石》，刘文译；《儿童的情商：奠定自信和韧性的基石》，董昕、刘文译。最后，整套丛书由刘文审校和定稿，陈楠博士、于腾旭博士、王薇薇等人参与了图书翻译的前期准备工作，在此一并致谢！

　　最后，特别要感谢北京新曲线出版公司的领导和赵延芹编辑，正是由于他们的不懈努力、辛勤付出以及精益求精的精神，才有了这套丛书的诞生。特别是经过慎重考虑后对主书名的更改，不仅有科学依据，刷新了我们很多观念，而且也更易于广大儿童早期教育工作者和家长理解。希望这套丛书的出版对致力于儿童心理与教育的工作者、研究人员和家长有所帮助，进而有利于提升儿童的智商、体商、社商和情商。欢迎各界人士提出宝贵意见和建议！

刘文

2024 年暑假于大连

丛书简介

　　深刻理解儿童的发展，是做好早期教育实践的核心和根本。这套令人兴奋的丛书由四本构成，每一本都详细介绍了儿童发展的一条主线，分别为身体发育、认知发展、情绪发展、社会性发展。丛书的宗旨是为儿童早期教育工作者提供必备的知识，以及对知识的深刻理解，助其制定具备发展适宜性的工作方法。每本书均清晰地将相关理论与日常实践联系起来，解释了儿童早期教育工作者为何会采用特定的方式教学，呈现了他们如何向儿童提供学习经验，帮助孩子成为有能力且热情的学习者。虽然该丛书的每一本只对四个主要发展领域其中之一进行深入研究和介绍，但它也清晰地表明，这四个发展领域实际上是相互交织、不可分割的。

　　该丛书的四本书分别是：

《儿童的体商：奠定主动学习和身体健康的基石》

（*The Growing Child: Laying the Foundations of Active Learning and Physical Health*）

克莱尔·史蒂文斯（Clair Stevens）

《儿童的智商：奠定理解和能力的基石》

(*The Thinking Child: Laying the Foundations of Understanding and Competence*)

帕梅拉·梅（Pamela May）

《儿童的社商：奠定关系和语言的基石》

(*The Social Child: Laying the Foundations of Relationships and Language*)

托妮·巴肯（Toni Buchan）

《儿童的情商：奠定自信和韧性的基石》

(*The Feeling Child: Laying the Foundations of Confidence and Resilience*)

玛丽亚·罗宾逊（Maria Robinson）

本书简介

儿童早期的身体发育经验会如何影响他们未来的健康和福祉？

长时间地让儿童坐在那里不动，会给其未来的人生机遇和健康带来哪些负面影响？充足的睡眠、新鲜空气、良好的营养和运动究竟有多重要？

《儿童的体商：奠定主动学习和身体健康的基石》一书通过对儿童日常实践的描述，深入讨论了儿童身体发育的重要原则。它详细地探讨了影响身体发育的各个方面，包括锻炼、饮食、睡眠，以及它们与儿童全面发展之间的重要关系。

本书探讨了诸如毅力、决心、信心、责任、勇气和好奇心等核心的学习特质，并展示了身体游戏是如何帮助儿童发展组织才能、团队合作、风险管理能力、沟通能力以及提升自尊的。本书结合了作者经营"森林学校"托儿所的亲身经验，旨在帮助儿童早期教育工作者：

- 创设丰富且富有刺激的游戏环境，使儿童能够学习、建立联系，以及探索如何使用自己的整个身体；

- 反思自己的教学方法，通过有效的观察和计划，鼓励儿童的参与性、积极性和创造性；

- 与儿童父母和其他照护者合作，帮助他们支持儿童在家中的学习，同时维护儿童家庭的价值观；

- 尊重每个儿童的独特性，并为有特殊学习需要（无论是身体的、情感的还是认知的）的儿童提供适合他们的学习经验，以确保每个儿童都有平等的机会获得成功。

生命的最初七年，为奠定积极、成功、幸福的人生基石提供了独特的机会；必须以儿童发展的全面知识为基础，这一点至关重要。本书通俗易读，不仅强调了理解那些支持儿童身体发育理论的重要性，而且也向早教工作者展示了如何利用这些知识为孩子提供学习的机会，以滋养其健康、学习和福祉。

作者简介

克莱尔·史蒂文斯，英国坎特伯雷基督教会大学儿童早期教育高级讲师。

致　谢

　　向庄园幼儿园（Manor House Nursery School）、马盖特幼儿园（Margate Preschool）、达兰幼儿园（Darland Preschool）以及艾伟德的吉林厄姆幼儿园和小叮当幼儿园（Gillingham and Tinkerbells at Iwade）的孩子和员工致以诚挚的谢意，感谢他们慷慨地分享了自己的思想、经验和观点。

　　我还要特别感谢三位重要的同事：感谢帕梅拉·梅对我的信任、鼓励和安慰；感谢托妮·巴肯陪我一起经历写书的过程并为我指引方向；感谢瑞贝卡·霍格本不断的提醒，让我认识到我们所从事的幼教工作的重要性。另外，我还要感谢约翰·梅在编辑方面给予我的宝贵支持。

　　感谢我的丈夫和孩子们，你们一直都是我生活中最好的老师，给我指明了前进的方向。

目　录

丛书序言

　　首先从思考两种我们可能都熟悉的情境开始。如果你愿意，请想象一片沙滩的画面：阳光灿烂，柔和的水波拍打着岸边，不远处有一个小石潭和一个大山洞。你带着两个孩子一起去郊游，其中一个 3 岁，另一个 6 岁。你们带着毛巾、小水桶和铲子。你选好位置，安顿好后，便坐在铺好的毯子上，惬意地读着一本好书。偶尔，你会为正在给"沙滩城堡"修建"护城河"的孩子们提点建议，或者检查一下山洞里有没有蜥蜴出没。孩子们偶尔会回来吃点儿或喝点儿，期间有必要的休息时间——或者去上厕所，或者吃个冰激凌。直到下午 4 点，包括你在内的所有人都度过了美好的一天。孩子们没有哭闹，也没有争吵，玩得很开心，但也很疲倦，这足以保证他们晚上睡个好觉。在以后的日子里，每当他们回忆起曾经建造的城堡和令他们害怕的蜥蜴时，都会想起这段"最棒的假日时光"。

　　现在，我带着我的两个孙子去逛当地的一家超市。设想一下这里的情境。根据我的经验，我们一进入超市，必须马上给他们

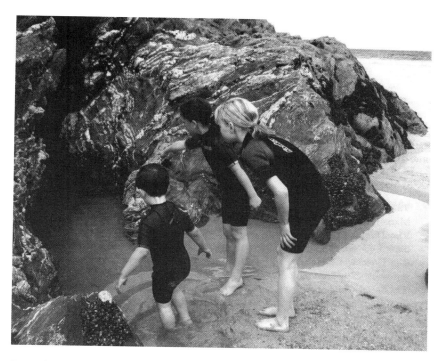

图 I.1*　　探索山洞里是否有蜥蜴

---

* 为帮助读者清晰查找本书插图，序言（introduction）中的插图图号保留英文原书的标记法，即序言中图号标记为图 I.1、图 I.2……，后面各章图号与其章号保持一致，如图 1.1……，图 2.1……，以此类推。

立规矩："不许动任何东西。"可是，情况很快就不妙起来：一个孩子想要草莓味的酸奶，另一个却想要蓝莓味的酸奶，而我想要正在特价销售的混合装酸奶。于是，我们三方的争吵瞬间爆发。年龄较小的孩子被抱到购物车的儿童座椅上，他一边踢腿，一边大声哭喊着反抗。我们这伙嘈杂的人每到一处，都会招来许多妈妈用或同情或厌恶的眼神看着我。收银台旁边儿童触手可及的货架上的糖果也无助于解决问题，而我这个正在气头上的奶奶铁定地认为他俩都不配得到糖果。

为什么上述两种情境如此地截然不同？答案就在于儿童有一种独特的、与生俱来的认识和理解他们所处世界的方式。这一过程称为儿童发展。儿童生来就拥有一套认识世界的策略，无论身在何处，他们都会运用这些策略。儿童学习的方式之一是运用他们的感官，对自己感兴趣的东西，通过触摸才能更好地了解它们。当他们在沙滩上挖沙子或捡贝壳时，这种方式就很适宜；但是，用类似的方式研究超市里的薯片，几乎不为人们所接受。儿童生来就会通过探索其周围的世界来主动学习。同样，当寻找山洞里的蜥蜴时，探索就是一种不错的方式；但在商店的过道中，这种探索就不再是有效的策略了。

本丛书考虑到了所有年幼儿童拥有的策略以及其他一些特点，并探讨了在年幼儿童的日常学习过程中如何发展和强化这些策略和特点。

这套丛书讲述的是学习过程，而不是学习内容。每本书描述的是年幼儿童发展的某个独立领域，以及他们的人际关系和经验会如何影响这一领域的发展。四本书分别选取了发展的一个方面，每本书对一个领域进行了深入的研究。

《儿童的体商：奠定主动学习和身体健康的基石》： 考察了儿童身体和运动的发展。

《儿童的智商：奠定理解和能力的基石》： 考察了儿童认知和智力的发展。

《儿童的社商：奠定关系和语言的基石》： 考察了儿童社会化和语言的发展。

《儿童的情商：奠定自信和韧性的基石》： 考察了儿童情绪和行为的发展。

尽管每本书只选取了儿童发展的某一方面并单独考察，然而，这纯粹是出于便于研究的权宜之计。当然，在实际生活中，儿童在学习维系友谊和交流、身体茁壮成长、不断加深对概念和道德的理解以及提升自信的过程中，会同时运用他们自身发展的方方面面。

我们认为，儿童具有某些先天固有的特征，这些特征可以有效地促进其发展。例如,动机和自主性就是其中两种固有的特征。它们需要与一种能促进其表现和发展的环境相匹配。那些茁壮成长且学习优异的儿童将会发现，在充满挑战但安全的环境中，他们的先天特征会得到那些有爱心、有见识的成年人的支持。这种环境会尊重这样的事实，即儿童是通过直接经验和各种感官进行

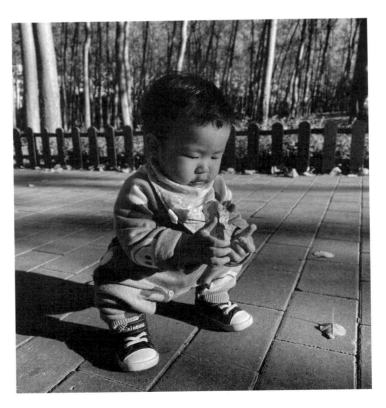

图 I.2　儿童自主探索

学习的，并且他们通常也会主动这样做。这就是沙滩能够提供这样一种有效的学习环境而超市不能的原因。在沙滩上，儿童可以使用主动参与的策略。他们被令人兴奋的周围环境鼓舞着，在玩耍时拥有相当大的自由度和自主性。在这里，我们可以看到他们探索周围世界的好奇心和能力与其所处的环境完美匹配。

这套丛书将会深入探讨这些观点。已有的和当前正在进行的研究贯穿全书，用以支持书中提出的所有实用的建议。孤立地使用理论毫无意义，它必须始终与儿童随时随地所经历的事情联系起来。这就是为什么本套丛书能给儿童早期教育工作者提供机会，去思考当他们读完这些书后，会给他们的实践工作带来哪些启示；同时，又能为他们提供一些合理的、基于证据的理解：为什么某些教与学的方法会如此成功。

这套丛书的核心是一些关于年幼儿童的重要理念，包括以下前提：

- 儿童是潜在的强大且自主的学习者；
- 他们需要富有爱心且敏感的成年人的陪伴；
- 儿童对自身的认知是他们作为学习者成功的关键；
- 游戏是促进儿童理解力发展的强大机制；
- 儿童当前的能力将是他们未来学习的起点。

或许，美国幼儿教育协会（National Association for the Education of Young Children, NAEYC）原则的最后部分对上述观点做了最清晰的总结：

> 儿童的经验塑造了他们的学习动机和学习方式，诸如坚持性、主动性和灵活性；反过来，这些倾向和行为又会影响其学习和发展。[1]

这些原则并非针对儿童的学习内容，而是与他们的学习方式有关，因此也与如何把他们教得最好有关。这些原则均体现在《英国国家早期教育纲要》（*Early Years Foundation Stage*, EYFS）[2]的文件中。

克莱尔·蒂克尔爵士在对《英国国家早期教育纲要》的评论中着重强调了我们在前面提到的有效学习的特征，而这些特征正是我们将要深入考察的内容。丛书中的每一本分别探讨最适用于该书考察发展领域的那些特征，当然，这其中的许多特征也会贯穿于整套丛书。每本书均有章节反映了《英国国家早期教育纲要》所强调的有效学习的各个方面，特别是：

- 游戏与探索
- 主动学习
- 创造性与批判性思维

其他章节将会涵盖所有儿童早期教育机构中通用的教育实践。譬如，观察儿童的学习，与儿童家庭建立紧密的关系，以及如何为男孩和女孩的不同学习风格做好准备。最后，将会有一章批判性地考察"入学准备"这一概念。每位作者都会探讨"入学准备"的含义，以及我们如何为基础教育阶段的儿童提供最好的支持，让他们充分利用在关键的第一阶段提供给他们的全部教育资源。

参考文献

1. National Association for the Education of Young Children. Position statement, 2009.

2. DfES. *Early Years Foundation Stage*. London: DfES, 2007.

本书序言

在过去的十多年里，人们对儿童身体健康的关注度急剧上升。鉴于此，本书着手探索的就是儿童早期身体发育这一重要的方面，考察日常的身体游戏与儿童的健康和福祉之间固有的联系。2011 年，蒂克尔在对《英国国家早期教育纲要》的评论中明确指出，身体健康是一个关键且首要的发展领域，它与学习的所有方面均有关联。应当牢记的是，我们在人生早年阶段采取的态度往往为今后的人生设定了蓝图。因此，儿童在幼年时期奠定的"成年健康生活的基础"是至关重要的。[1]

本书将邀请读者反思他们自己的童年，并思考克里斯托弗·鲍尔爵士在 1994 年定义的与成为一名成功学习者相关的基本特征[2]：

- 动机

- 社会化

- 自信

　　鲍尔认为，成功的终身学习的关键在于强化儿童的动机。为此，本书将会强化并建议儿童早期教育工作者深刻认识和培养这些"超级技能"。《正确的人生开端》*（*Start Right*）这一报告强调了年幼儿童建立一种"我能行"的态度至关重要，同时也强调了儿童习得良好的社交技能、与他人相处，以及拥有归属感和幸福感的重要性。正如任何优秀的儿童早期教育工作者或教师所认可的那样，主动的身体游戏通常包含了这些重要的特质，也使得孩子们能够紧密合作。

　　儿童早期的身体发育非常迅速，我们从浩如烟海的研究中知道，早期经验可以影响儿童多个器官系统的发育和成熟。[3] 因此，本书将探讨脑研究的贡献，这些研究强调主动的身体游戏至关重要。儿童发展理论一直认为，年幼儿童的欲望、动机和生理驱力支配着他们的身体运动。然而，越来越多的儿童早期教育工作者发现，要在儿童对户外挑战性环境的需求与压倒一切的关于健康和安全的责任之间取得平衡的确不易。另外，日益引发人们关注

---

*　克里斯托弗·鲍尔在 1994 年发表的报告。——编者注

的问题既包括社会越来越强调学业成绩，也包括与这一教育模式相关的自上而下的压力。

本书最后两章将会探讨这一概念，并为读者提供一种基于直接经验的教育视角，让儿童为生活和入学做好准备。通过分享森林学校教育的理念和思想，本书将对儿童的经验、家长的经验，连同那些在儿童早期教育机构、小学以及儿童中心等诸多教育工作者的经验，一并进行必要的反思。

参考文献

1. C. Tickell. *The Early Years: Foundations for Life, Health and Learning. An Independent Report on the Early Years Foundation Stage to Her Majesty's Government*. 2011.

2. C. Ball. *Start Right: The Importance of Early Learning* (The Start Right Report). London: Royal Society for the Encouragement of Arts, Manufactures and Commerce, 1994.

3. *The Foundations of Lifelong Health are Built in Early Childhood*. Centre on The Developing Child, Harvard University, 2010.

第 **1** 章

创设情境

如果儿童早期教育机构的环境对儿童来说过于安全，有太多的束缚，他们很可能就会觉得无聊。从长远来看，他们长大后对自己的身体能力也多半缺乏自信。

人类发展基础的几乎每个方面，都是在儿童早期奠定的。人生早期阶段发生的事情（始于胚胎期），对健康和幸福的许多方面，包括心理健康、教育成就和经济地位，都有着终身的重要影响。[1]

——迈克尔·马尔莫爵士

我们难以理解，成长在 21 世纪西方世界一些最富裕、最发达的国家的儿童，正被逐渐剥夺过上健康和幸福生活所需的基本条件。这种说法听起来可能难以置信，但世界范围内的研究表明，儿童及其家人的生活正变得越来越匆忙并充满压力。家庭生活方式的变迁，无疑导致了儿童教养方式的改变。因此，对于在儿童早期教育机构工作的从业者而言，考虑儿童的身体发育和健康对全面学习和发展的意义就显得非常重要。我是一名儿童早期教育工作者，同时也是一位母亲，最近看到一份针对幼儿园健身器材的广告目录，令我十分震惊。这些设备的销售对象或市场定位，正是那些希望提高儿童身体技能和健康水平的早期教育机构，产品包括健身脚踏车、跑步机、划船机、迷你步行机和卧举台。我不禁想问，我们是如何偏离英国幼儿园高度重视游戏这一本质的？我们中几乎没有人会认为，这些设备能让年幼儿童过上健康有益的生活。因此，本书将以理论和实践为参照，探讨儿童早期身体发育的重要性，以及它与建立健康生活方式之间的紧密联系。

尽管我们中许多人对儿时之事没有什么记忆，但往往正是这些早期经验塑造和影响了我们成人生活的方方面面。我早年的记忆是和哥哥弟弟们一起在当地海滩度过的那些日子，如今儿童很少能享受到那样的自由。我是在肯特郡的海边长大的，沙滩、周围的海滨步道、维多利亚花园和海岸就是我们的"游乐场"。这里全年都为我们提供了丰富多彩的关于身体挑战、感官刺激和冒险的机会。大约 40 年后，我自己的孩子也会利用这些户外空间进行游戏和探索，但不知何故，我们的社会似乎忽略了这些触及身体经验的重要性。

作为儿童早期教育工作者，我们在支持和丰富新一代年幼儿童及其家庭的生活方面能够发挥得天独厚的作用。这些早期经历会设定那些影响儿童认知、人际关系、身体健康和他们一生福祉的轨迹。此外，如今又出现了与儿童健康和福祉有关的新的担忧，而身体游戏和体育活动被认为是预防和减少儿童肥胖的重要方式。在英国，小儿肥胖症被描述为一种流行病，其对儿童健康和福祉的影响已成为全社会关注的焦点。关注中的很大一部分聚焦于不良的饮食习惯，认为它是导致肥胖的主要原因，但是，儿童早期教育工作者需要认识到体育活动在扭转肥胖趋势方面的巨大作用。最近，佝偻病在英国部分地区再度出现，这促使人们呼吁延长儿童的户外活动时间。这种疾病大约在 80 年前就几乎绝迹，如今却死灰复燃。佝偻病是由于儿童体内维生素 D 含量偏低引发的，而维生素 D 存在于特定的食物中，或由人体在阳光照射时产生。据报道，现在，被这种疾病困扰的儿童来自各种各样的家庭背景，这与英国维多利亚时代的情况有所不同，当时只有贫穷家庭的孩子才有患这种疾病的风险。

对儿童早期的研究

对儿童成长方式的研究古已有之。自柏拉图开始，众多教育家和哲学家都对人类发展这一领域表现出了浓厚兴趣。在过去的

300 年间，受卢梭、裴斯泰洛齐、福禄贝尔、蒙台梭利和麦克米伦姐妹等人的影响，出现了许多不同的教学法。玛格丽特·麦克米伦的哲学尤其以教育和健康之间的相互联系为核心。她在伦敦的德特福德开办了一所户外幼儿园，专门为那些存在罹患肺结核风险的儿童服务。这所幼儿园有新鲜的空气，提供家常菜，设计了日常的体育活动，这些都促进了儿童健康成长。

另外，还有一所成立于 1929 年、专为那些被过度溺爱的儿童开设的切尔西户外幼儿园。这所幼儿园的一位赞助者形容这些儿童"因为不被允许参加锻炼而成了假瘸子"。[2] 这些先驱所做的工作意义重大，影响了世界各地的相关政策和实践。另外，像皮亚杰、布鲁纳、艾萨克斯、维果茨基和马拉古兹等重要学者都介入并深化了这方面的研究，强调成人和环境在支持儿童健康发展方面的重要性。

然而，在与儿童及其家庭的日常接触中，儿童早期教育工作者必然会形成自己关于儿童早期发展的理论。这些理论可能是从他们自己的童年经历以及他们所接触的儿童经历中逐步发展起来的。这些理论会随着时间的推移而变化，也会受其周围环境、读物和研究的影响。当儿童早期教育领域的学者和工作者聚在一起讨论时，这一点尤为明显。有机会进行反思和交流思想非常重要，有助于我们澄清和合法化那些对儿童早期教育机构的幼儿来说极为重要的东西。根据我自己与年幼儿童及其家庭以及该领域的工作者和学生接触的经验，本书试图通过设定一些挑战，以解构和确定读者对幼儿健康、福祉和身体发育的理念及哲学观有关的关键影响，以及儿童早期教育机构如何提升幼儿的健康和福祉，促进其身体发育。

本书的每一章将强化这样的观点，即最有效的早期学习机会是那些为儿童提供空间、时间和有效支持的机会，从而使他们发展成为自主的学习者。这些都是支持身体技能的基本要素，因为儿童需要反复练习的机会，这不仅可以锻炼和增强他们的肌肉，而且还可以培养儿童对自身能力的信心。尽管身体发育本身对所有儿童都至关重要，但我们应该将身体发育与儿童其他方面的发展联系起来，从整体视角看待它。

胎儿期及个体出生后的生命早期是为儿童未来健康和福祉奠定基础的形成期，更重要的是，对于健康和教育领域的工作者来说，在这一时期，父母往往更愿意学习和作出改变，包括建立良好的儿童早期教育实践基础这一重要方面。我们将在第 6 章中充分讨论家园共育这一至关重要的工作，分享与儿童中心合作开展的森林学校课程的理念和实践，特别是关于鼓励父亲参与活动的内容。

游戏的重要性

在儿童早期，游戏一直被视为促进儿童学习和发展的最具价值的工具。对于年幼儿童来说，游戏既要具有激励性，又要具备挑战性，并能反映一定的社会和文化背景。高质量的早期环境必须是令人兴奋且富有挑战的，能为儿童提供机会，让他们经历健康成长和身体发育所必需的身体冒险。然而，与健康和安全有关的因素以及诉讼的威胁似乎对早教从业者提出了隐性和显性的要求：防止或限制有身体风险的活动。

令人悲哀的是，没有潜在风险的环境，毋庸置疑也不会给儿童带来身体冒险。如果儿童早期教育机构的环境对儿童来说过于安全，有太多的束缚，他们很可能就会觉得无聊；从长远来看，他们长大后对自己的身体能力也多半缺乏自信。[3] 另外，对身体的自信通常与一般能力感密切相关。有趣的是，杜贝里的理论所包含的定义称"心胸开阔，勇于冒险"是优秀思想家的特质，特别强调面对身体恐惧和风险的年幼儿童与将它们迁移到其他学习情境之间的联系。[4] 儿童正是通过这些游戏中的互动来实验和测试自己的身体，发展灵活性、控制力并最终达到对动作的掌握。

第 2 章"游戏与探索"将讨论丰富而具刺激性的游戏环境对儿童利用整个身体进行学习、建立联系和探索的核心作用。第 2

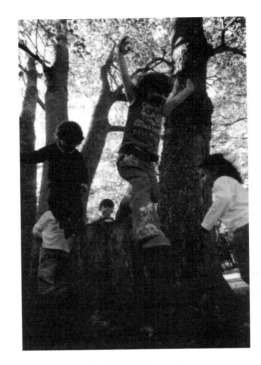

图 1.1　儿童直面身体恐惧

章也将思考室内和户外的游戏，并对儿童早期教育工作者提出挑战，促使他们运用前述的重要理论家提出的有关儿童积极投入和参与游戏的知识。另外，第 8 章将进一步介绍森林学校的方法及其在英国的发展，并提供研究证据，以表明儿童定期参加这类户外活动可以培养他们很多重要的态度和身体技能，包括增强自信、自尊、决心、身体耐力和核心力量。相反，那些在儿童早期没有发展自己的身体技能或测试自身能力的儿童会感到孤独，并且终生都不会积极地参加运动，取而代之的是，被屏幕技术带来的其他刺激所俘获。

科学的贡献

在过去的十年间，神经科学、基因组学、分子生物学和社会科学均取得了长足的进步，使人们对健康发展的机理有了更深层次的认识。此外，脑研究的最新成果支持"童年早期是最佳学习的关键期"这一观点。肖尔坚持认为，正是这些早期的游戏体验和互动影响了大脑发育的方式。年幼儿童所处的物理环境和拥有的经验，通过建立新的神经通路或者修剪闲置或未连接的神经元来塑造大脑。肖尔认为，"满足年幼儿童的发展需求，不仅为其终生的身心健康奠定了坚实的基础，同时也为他们的学业成功做好了准备"。[5]

身体活动和运动技能

活动（movement）现在被认为是发展和学习的核心。苏珊·格林菲尔德认为，如果人类不是为了活动而生，那么我们就不需要大脑。[6]在儿童早期，活动在学习以及连接大脑两个半球方面发挥着关键作用。反复练习和完善运动会使儿童的大脑形成一定模式，并将负责情绪思维和逻辑思维的神经网络连接起来。因此，在儿童早期，强调活动和游戏是必要的，因为它们是年幼儿童学习的基础，这些经验可以滋养大脑，激发感官、肌肉记忆、知觉和动作流畅性之间的联系。关于早期脑发育和环境重要性方面的新研究和新知识，对所有的儿童早期教育工作者，尤其是那些服务于年龄很小的婴幼儿的工作者有重要意义。因此，人类的发展是基于先天（生物因素）和后天（环境因素）之间的微妙交互作用，理解这一点非常重要。

　　本书也包括一些运动发展的参考内容。运动发展被界定为儿童获得运动模式和运动技能的过程。大肌肉运动能力与其他身体机能相联系。例如，为了正确地书写，儿童需要运用大肌肉运动技能来维持对上身的支撑，同时也需要运用手部和腕部的精细运动技能以保证灵巧性。儿童早期教育工作者应将发展视为一个整体，但要把注意力放在那些有助于儿童发展特定技能的机会上。精细运动技能，诸如削铅笔和控制铅笔书写这样的灵巧动作，将自然而然地紧随大肌肉运动技能的发展而出现，比如与走、跑、保持平衡、协调、跳和伸手够等有关的身体活动。那些照护对象是小婴儿的工作者将会见证宝宝在出生后第一年表现出的非凡运动技能。

与运动组织有关的复杂的发育变化几乎每周都会出现：从刚刚能抬头的新生儿，发展到可以兴奋地绕过无数障碍，去迎接父母或照护者的约 15 个月大的学步儿。之后不久，他们就能自己吃东西，表现出能熟练地用食指和拇指抓握东西的能力。

健康与平等

人们对健康及其不平等现象的担忧与一些日益加剧的焦虑有关，其中包括学业成绩欠佳、压力较大、缺乏参与性，以及存在行为问题和预期寿命较低，等等。提交给政府的众多评论和报告认为，健康方面的不平等往往会代际相传，如果想实现长期改变，在个体生命的头几年进行干预尤为重要。本章结尾部分介绍了相关重要报告的关键点。2008 年，蒂克尔在关于《英国国家早期教育纲要》的评论中，将身体发育确定为发展的三个主要领域之一。[7] 此外，在 2010 年，弗兰克·菲尔德在关于《贫穷和人生机遇》的独立评论中，建议须在公众心中建立起早期教育阶段的概念，并且给予这一阶段与小学阶段和中学阶段平等的地位，确保公众能够清楚了解这一阶段的儿童发展及相关服务。[8] 迈克尔·马尔莫也强调了缩小教育阶段之间隔阂的紧迫性，认为早期教育阶段是很多儿童改善人生机遇的最佳时机。[9]这些观点也与牛津大学研究团队发布的"有效学前教育项目"（The Effective Provision of Preschool Education, EPPE）的纵向研究数据相呼应。[10]

英国的指导方针

《早期教育阶段课程指南》（*The Curriculum Guidance for the Foundation Stage*）和后续发布的《0~3岁关键期框架》（*Birth to Three Matters Framework*）均为发展身体技能提供了明确的指导。现行的《英国国家早期教育纲要》（以下简称《纲要》）也在推广年幼儿童需要每天去户外活动的理念，这表明户外是儿童学习和发展的重要场所。然而，该《纲要》并没有将户外环境作为一项法定要求，只是建议那些没有户外环境的儿童早期教育机构，应该为儿童制订日常的户外活动计划。遗憾的是，解释权在儿童早期教育工作者手中，而许多工作者并未接受此方面的专业培训，或者不理解户外活动机会对儿童究竟有多重要。制订户外活动计划、评估活动风险、为每天的户外活动配备人员，这些都很耗费精力，往往会阻碍儿童体验应有的户外活动。尽管如此，英国各地的许多儿童早期教育机构都得到了地方政府的财政支持，用于改善和发展户外活动空间，为年幼儿童提供更丰富、更具挑战性

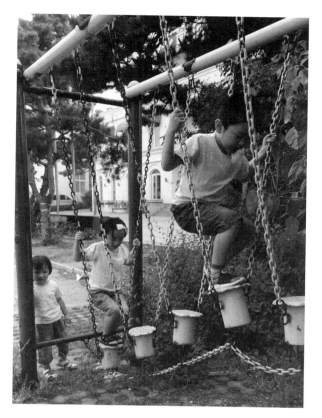

图 1.2　儿童通过户外活动促进大肌肉运动发展

的体验，以拓展并促进身体技能的发展。

　　此外，该《纲要》没有规定儿童户外活动的时长。《纲要》中"适宜的天气"这一措辞则向儿童早期教育机构的员工以及儿童父母暗示，英国的天气状况有时并不适合户外活动。我认为，在各种天气条件下，我们都应该积极争取让儿童到户外环境中去，并延长户外活动时间，以便实践、练习、培养兴趣和探索各种可能性。有限的资源会限制儿童的游戏，但通过提供种类丰富的大型部件，如箱子、轮胎、梯子、防水布、木板和木棍等，可以使游戏变得丰富，支持儿童在活动中获得令人兴奋且富有创造性的体验，而这些体验会鼓励他们更加积极地参与游戏活动。有计划的活动（通常被认为是"工作"或"学习"）被安排在室内，而游戏或"放松减压的活动"才被安排在户外进行，这种做法早已过时了。近些年来，有人提议应该将室内活动安排在户外，尽管两者同样重要，还是应该互相补充、互相支持，毕竟两者还是存在差异的，各自提供了不同的可能性。

儿童发展的重要性

为了支持儿童家庭建立健康的生活方式，儿童早期教育工作者牢固掌握关于儿童发展的知识至关重要。身体发育始于胎儿期，这为个体所有后续的发展奠定了基础。与教育成功、健康、幸福和社交技能有关的未来成果，在很大程度上取决于个体在胎儿期和出生后头几年的发展情况。2011 年 5 月，北爱尔兰卫生部部长埃德温·普茨在贝尔法斯特举办的儿童早期干预会议上发表了演讲。他说："儿童的早年经历构成了他们未来成年生活的模式。然而，儿童不只是等待着长大成人，他们注定要成为社会的未来。我们有责任给儿童一个好的'现在'。"英国地方政府已经认识到，所有的年幼儿童都应该拥有最好的人生开端，并且正在谋求从孕妇的妊娠期开始就对其家庭给予支持。然而，鉴于英国对"入学准备"的关注，还需要进行更全面的探讨，并制定明确的指导方针，这样家长和儿童早期教育工作者就不会让孩子长时间地坐在那里，参加那些不适宜的结构化教学活动。这方面的讨论以及来自英国国内外的证据，构成了本书最后一章的基础内容。它反对将具有影响力的生命头几年形式化，而是把争论的焦点放在学习意向或品格技能的发展上，这被很多人视为终身学习的基础。这些特质和技能包括开放性、好奇心、心理韧性、意识、外向性、宜人性和毅力。

盖伊·克拉克斯顿和玛格丽特·卡尔提出的这些技能，与诸如提高教育成就、减少肥胖和改善生活等长期的发展结果相关联。[11] 从佩里学前教育研究计划（Perry Preschool Project）收集的证据表明，作为自我控制的一种形式，责任心在长远看来是学业成绩的主要预测指标。此外，《正确的人生开端》的作者克里斯托弗·鲍尔爵士概述了学前阶段最重要的学习内容，包括抱负、动机、社会化和自尊等。他进一步定义了学习的三种必备"超级技能"：

> 学习的艺术（学会学习）也与学习类型、"超级技能"和学习态度相关。这其中，动机、社会化和自信是最为重要的，均是成功的早期学习的成果。[12]

本章以马尔莫评论中的关键词"公平社会，健康生活"开篇。这是我们每位儿童早期教育工作者的职责，即优先考虑"给每个孩子最好的人生开端"。我希望这本书能够让你看到每个孩子的潜能，让你在教学方式上敢于大胆尝试，让你能够点燃自己，点燃你遇到的所有儿童的成就之火。

参考文献

1. M. Marmot. *Fair Society, Healthy Lives: Strategic Review of Health Inequalities*. The Marmot Review, 2010.

2. L. Pound in J. Fisher. *Foundations of Learning*. Milton Keynes: Open University Press, 2003, ch.1.

3. Supported by evidence from organizations such as Play England, PLAYLINK, the Health and Safety Executive and Government departments.

4. K. Duberry. Risk Taking and Achievements Outdoors, *Early Childhood Practice,* 2001(3): pp. 67-70. S. Tishman, E. Jay and D. N. Perkins. Teaching Thinking Dispositions: From Transmission to Enculturation, *Theory into Practice,* 1993(32),

pp. 147-153.

5. R. Shore. 'What Have We Learned?' in *Rethinking the Brain*. New York: Families and Work Institute, 1997.

6. S. Greenfield. *The Human Brain: A Guided Tour*. Phoenix, 1997.

7. C.Tickell. *The Early Years: Foundations for Life, Health and Learning. An Independent Report on the Early Years Foundation Stage to Her Majesty's Government*. DfES, 2011.

8. *The Foundation Years: Preventing Poor Children Becoming Poor Adults*. UK Govt., 2010.

9. Marmot Review. *Fair Society, Healthy Lives: Strategic Review of Health Inequalities*. UK Dept of Health, 2010.

10. K. Sylva, E. Melhuish, P. Sammons, I. Siraj-Blatchford and B. Taggart (eds.). *Early Childhood Matters: Evidence from the Effective Pre-school and Primary Education Project*. Oxford: Routledge, 2010.

11. G. Claxton and M. Carr. A Framework for Teaching Learning: the Dynamics of Disposition, *Early Years*, 2004, 24(1), pp. 87-97.

12. C. Ball. *Start Right: the Importance of Early Learning*. Royal Society for the Encouragement of Arts, Manufacture and Commerce, 1994.

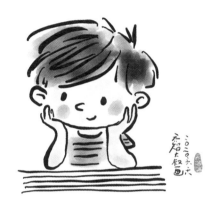

孩子，你不用去做"最好"，
你只要去努力做到比昨天好。

第 2 章

游戏与探索

游戏对于儿童的充分发展至关重要，联合国将游戏作为每个儿童应有的一项权利予以接受和认可。英国政府普遍认为，游戏在儿童早期教育中具有核心地位。

儿童早期教育机构在为年幼儿童提供有利环境方面发挥着重要作用，这种环境有助于机构中的员工帮助年幼儿童实现健康和幸福所需的日常身体活动。[1]

本书接下来的三章将讨论和思考年幼儿童的学习过程和方式，而不是将重点放在年幼儿童学习和发展的内容或课程上。"游戏与探索""主动学习""创造性与批判性思维"作为核心着力点，已在《英国国家早期教育纲要》框架中被确定了下来[2]，而且被强调为有效学习的质量指标。在 2011 年 3 月发布的关于《英国国家早期教育纲要》的评论中，蒂克尔充分支持将这些指标作为"有效教学和学习"的三个特征，而且，这些指标也被 2012 年版的《英国国家早期教育纲要》的新框架所认可。[3] 这三章关注的重点意义重大，因为它将"内容或课程"与"学习过程"区分开来，使儿童早期教育工作者能将他们对儿童发展的理解和认识应用于实践，以支持每个儿童的发展。通过确认年幼儿童如何学习，以及如何实践和掌握技能，儿童早期教育工作者能使儿童成为自信且有能力的终身学习者。作为六个孩子的母亲，同时也是在近三十年的工作中与各种家庭和儿童早期教育机构打过交道的幼儿教育工作者，我有无数机会观察游戏中的年幼儿童。这些直接而大量的第一手经验，有助于我认识、重视并质疑那些提供给年幼儿童的机会，这些机会关乎他们的身体发育、感官刺激以及他们与环境的互动。

英国各地政府普遍认为，所有年幼儿童都值得拥有最好的人生开端，而且每个机构都承认，依据现行法律，游戏在儿童早期教育中具有核心地位。走进任何一家儿童早期教育机构，不论规模大小，从业者都赞同并会参与讨论有关儿童通过游戏进行学习的益处。然而，有证据表明，以儿童为中心这种做法的具体落实情况，取决于那些带领和计划幼儿日常活动之人的知识和技能水平，以及由此可能带来的所有挑战与困难。与这套丛书中的其他书一样，本书将从整体视角而不是孤立地看待儿童的身体发育。由于儿童不能将学习分类，因此我们也不应这么做。除此之外，本章将反思社会的变迁及其对儿童自发游戏和探索的限制。游戏对于儿童的充分发展至关重要，以至于联合国将其作为每个儿童应有的一项权利予以接受和认可。[4] 然而，尽管童年期游戏的益处早已被确立，但对许多儿童来说，自由的、非结构化的游戏活动却在显著减少。因此，在屏幕技术和"虚拟游戏"不断发展的这个时代，认真思考儿童在令人兴奋、有吸引力的"真实游戏"中的身体需求十分重要。

尽管年幼儿童的健康和身体发育在政治议程上占据如此重要的位置，但具有讽刺意味的是，直到 20 世纪初，与工薪阶层家庭中幼儿的健康和生活机会有关的类似问题才成为政治焦点。当时，一些先驱们开始认识到健康的身体和健康的心理之间的重要联系。[5] 本章将探索这些儿童早期教育先驱的重要影响，特别是对健康、物理环境和游戏方面的影响。对于我们所有的儿童早期教育工作者而言，能清楚地表达我们的指导原则，而不是仅仅依赖于我们的个人经验和信仰，这一点很重要。因此，由蒂娜·布鲁斯[6] 确定的早期学习原则被纳入本章，用以支持教师团体讨论并确立与实践相关的原则。这些原则是基于最杰出的心理学家和幼儿教育先驱收集的证据制定的，它们使我们的工作牢牢地植根于儿童发展理论。回顾这些先驱们的工作，看看他们是如何坚定地、长期地致力于改善儿童及其家庭的生活质量，你便可以理解儿童早期教育实践变革的本质。一些主题和讨论可能会贯穿这套丛书，尽管如此，本书将为在各种各样的儿童早期教育机构中工作的从业者提供机会，让他们勇于质疑实践，另辟蹊径，反思克拉克斯顿和卡尔提出的概念"准备好，愿意并有能力去学习"[7]，而不是最近讨论的"入学准备"这一术语。

在游戏中学习：学会游戏，建立生活模式

> 身体活动游戏可以增强个体对肌肉的控制，提高身体的协调性、力量和耐力；还可以促进减脂，提高体温调节能力。追逐打闹游戏通常是和他人一起玩耍，与个体的社交技能、地位和情绪控制有关。[8]

在不同文化中，游戏和嬉闹可能有不同的解释和习俗，但在世界各地，儿童和成人都以游戏者的身份学习并参与他们各自的世界。不管你是作为一名儿童还是成人，请思考你对游戏的理解和体验。当我们听到"这是小孩子的游戏"这句话时，是否在暗示小孩子的游戏很简单？微软将这句话用在了一个非常成功的商业广告中，向用户展示了他们可以轻松地学会使用 PPT 软件。或许，这表明"孩子的游戏"确实具有探索性并富有成就感，能

够促进新技能和新知识的涌现。然而，我们当中那些天天看着幼儿玩游戏的人都清楚，游戏是很难被定义的，但我们认可游戏具有自然性、流畅性和趣味性。在过去的十年里，我们见证了以游戏为基础的新型活动的爆炸式增长，这些活动的推广、设置和定位瞄准了成年人，将娱乐、自尊和团队建设结合在了一起。想一想那些在各个购物中心涌现出的新型商店，店内提供各式各样的游戏道具和小玩意儿。

那么是什么催生了这种新型的娱乐方式？由于体验式学习被认为比指导式教学更有效，因此，角色扮演作为一种教学工具，如今在继续教育和高等教育中开始流行，用作吸引学生投入学习。与此同时，诸如"彩弹游戏"和"猿人游戏"等新的户外探险游戏活动也源源不断地被开发了出来，用于鼓励成人和青少年不怕脏、敢于冒险、大胆尝试、挑战自己和支持他人。思考一下 21 世纪世界上几个成功的大公司：谷歌、苹果和艾迪欧。你的脑海中会勾勒出一幅画面：成年人拿着报酬并被鼓励参与严肃的合作游戏。这些公司已经意识到游戏在创造力、创新性和参与度方面的巨大好处，它们设计并建立了专门的游戏和探索活动空间，积极鼓励员工在其中一起游戏。很多人认为，在经济快速发展的 21 世纪，发展这些技能当是优先考虑之事。

作为儿童早期教育领域的工作者或支持者，我们经常明确表达并承认游戏对年幼儿童发展的益处，但是，我们又有几次会真正停下手头的工作，去仔细观察这些实则复杂的游戏呢？所以，作为成年人，我们正在追求的体育"游戏"不仅仅是为了运动和娱乐，而且还在于一起游戏的合作本质，通过一起游戏来发展思维，建立更好的人际关系，并维持健康和强健体质。那么，为什么这些机会在培养年幼的孩子时却未被重视呢？当然，游戏是属于孩子们的，我们必须不遗余力地为他们拓展游戏的机会和环境，使游戏成为所有学习和发展的基础。

水——随处可见

一夜大雨过后，早晨孩子们来到幼儿园，渴望探索由雨水创造的令人兴奋的环境。那天早上天还下着小雨，孩子们都穿着雨衣和雨鞋。前一天下午孩子们游戏后留下的排水沟，还有那沙坑中的积水，吸引了他们的注意。就在这天上午，幼儿园为孩子们提供了很多新的探索机会，蜗牛爬过的痕迹、鼻涕虫身上的银色图案，都清晰可见，泛着水光的蜘蛛网遍布每个角落。这些三四岁的孩子，此刻正在展示着他们不断增长的关于水和雨的知识：

> "有时候，我会听到雨声，它就在我家的屋顶上，靠近厨房，吓得我家的狗汪汪直叫。"

"蜘蛛在下雨时就躲起来了，看，它多狡猾。"

"我能听到雨声，能听见它的敲打声。"

"我感觉它正在大口大口地喝着雨水。"

"狗喝了雨水，蜗牛也喝了雨水。"

一个小孩子挪走一个轮胎，发现下面有一块圆环状的干地面，他大声宣布："雨水错过了这个地方，它当时躲起来了。"

然后，那个轮胎就变成了让儿童着迷的新玩具。当他们滚动轮胎时，里面的雨水四处飞溅，发出新的有趣的声音，这又为儿童的探索创设了新问题和新角度："我们怎么才能把里面的水弄出来呢？""在哪儿，我怎么没看见？"

当这些孩子用口头问题表达他们的想法时，另一些孩子则用实际行动表明他们的想法，其中一个孩子拿着一把勺子和一个水桶，开始四处收集雨水。一名老师注意到了这个孩子的意图，从屋里拿来一块大海绵，向他示范如何用海绵吸水，然后再把水挤到桶里。他似乎很喜欢这个主意，丢掉勺子，开始用海绵吸尽可能多的水，再挤到水桶里。后来，当他对桶内的水量满意后，就又返回来找到他之前丢掉的勺子，急切地搅拌着桶内的混合物——里面加了树叶、鹅卵石和草，他忙不迭地把这些混合物提供给任何想"品尝"一下的人。

每天不管天气如何，只要探索户外环境，就可以为儿童提供大量能激发其游戏和探索的机会，但这些机会却经常被白白错过。文献《学习、游戏和互动》强调了这样一种观点："儿童早期教育工作者不能计划儿童的游戏，因为这将对游戏的选择和控制这一核心特征产生不利影响。然而，从业者能够且应该为儿童的游戏做好计划，为他们创设高质量的学习环境，并确保儿童在不被干扰的情况下发展自己的游戏。"[9]

儿童早期教育工作者桃乐茜·塞莱克曾参观过位于意大利北部的瑞吉欧中心，并对其所见所闻进行了描述，其中也包括一个利用雨天的绝妙例子。[10]她描述了孩子们在幼儿园里玩耍的情景：他们穿着背带裤，后面塞着彩带在那里跑来跑去。她这样描述那些儿童："像孔雀一样翘着尾巴昂首挺胸，当他们拖着尾巴蹚过水坑时，兴奋地叽叽喳喳叫个不停。"她的描述令人愉悦，并且捕捉到了孩子们在试图理解自己的动作产生的有趣效果时产生的那种惊叹和好奇。

然后，回想一下你自己的童年：游戏和探索的哪些特点令你记忆最为深刻？作为一个在 20 世纪 60 年代的海边长大的孩子，我童年的记忆主要是户外活动，空气中充满了各种各样的气味；石灰岩上潮湿、黑暗的瞭望台；满是宝藏的岩石池，它会随着每次涨潮涌入池中的潮水而变化。维多利亚的花园和海岸，包括规划好的园区和野生区域，有斜坡、台阶、沙子、鹅卵石、草和开花的灌木，这里一年中的大多数时间都散发着花香。尽管这里没有玩具，也没有为幼儿专设的游戏区，但为经常来这里的当地孩子提供了丰富的游戏机会，他们创造并不断重塑游戏的场景。这里有很多被西蒙·尼克尔森称为"零散部件"[11]的东西，简单列举几种，比如石头、贝壳、棍子、海藻、玻璃、木头和绳子等，它们随处可见。这些零散部件可以作为支持性道具，能够丰富并拓展叙事内容，增加探索维度，发展创造性和发散性思维。然而，我们必须扪心自问，这些之所以能在我们的脑海中留下印记，主要是由于与它们相关联的自然环境和多感官元素，还是由于这里的游戏是动态的、具有挑战性的、由儿童主导的、富有创造性的，能提供真正的问题情境并鼓励儿童解决问题，思考风险管理，从而使儿童尽情享受身手灵活带来的乐趣呢？蒂姆·吉尔是英国作家和著名的儿童教育思想家，最近他质疑儿童的户外运动是否行将消失。[12]他认为，大多数成人，或者更确切地说是那些超过25岁的人，他们大多数的童年时光都是在自然环境中的户外游戏中度过的。

大多数儿童早期教育机构和学校都会优先考虑创设安全、无障碍的户外活动场地，但遗憾的是，户外活动场地应具备的自然性和挑战性都被砍掉了，取而代之的是"肯德基"的模式，即成

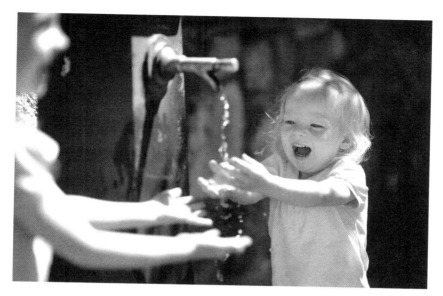

图 2.1 儿童自发的探索

套的工具、栅栏和地毯。这无疑限制了游戏给儿童身体带来的益处，因为儿童很快就会感到无聊，缺乏灵感和动力。如果我们认识到并接受游戏对儿童的健康和幸福至关重要这一事实，那么我们就必须不遗余力地将我们曾经视为理所当然的游戏经历还给孩子。在不断变化的自然环境中开展非结构化的身体游戏，这对当今的儿童，特别是那些长时间待在儿童保育机构中的孩子来说不可或缺。非结构化游戏不仅有助于儿童的认知、身体、社会性和情绪的健康发展，而且还为孩子们提供了承担责任、合作和冒险的日常机会。

　　莱恩·阿蒙德博士是《英国幼儿体育活动指南》的合著者之一，他建议，"能独立行走的英国幼儿每天应进行 3 小时的身体活动，我可以肯定这个时长会令很多人惊讶，但这个时长与国际上其他很多国家一致"。他进一步指出，儿童早期获得的大量身体运动技能是个体生命中其他时期无法比拟的。他倡议（已经会走路的）儿童每天应该：[13]

- 练习使用大肌肉群，例如背部、肩膀、大腿和胳膊；
- 参加一些更有活力的身体活动，例如跑步和追逐游戏；
- 练习各种不同的动作，例如移动（跳跃、单脚跳、跳绳、跳舞）、稳定性（平衡、骑自行车或滑板车、攀爬）和物体控制技能（踢、接、扔、滚）；
- 体验多样的游戏场所和设施；
- 设置他们自己的游戏区，例如离地的平衡轨道；
- 创造他们自己的体育活动游戏，如跳跃游戏；
- 玩得开心，对自己以及自己能做的事感觉良好。

反思主要先驱们的工作

> 所有真正的教育首先是身体或生理方面的。它与书本无关，但与神经组织有关。[14]

对游戏及其与学习和发展的复杂关系的理解和认识，多年来一直受到众多教育学家、心理学家、研究人员和教育工作者的贡献的影响。对于游戏，每个人都有自己的解释，但大家普遍认为，游戏是早期教育阶段最成功的学习工具。蒂娜·布鲁斯以儿童早期研究的历史为基础，建立了一套广为接受的原则，这些原则是通过吸取裴斯泰洛齐、福禄贝尔、蒙台梭利、斯坦纳、麦克米伦、皮亚杰、维果茨基和布鲁纳等重要人物的思想汇集而成的。这些指导原则有助于当今的儿童早期教育工作者表达和反思构成其工作基础的价值观、哲学思想和教育实践。蒂娜·布鲁斯定义的这些核心原则与丹尼尔·戈尔曼关于"情商"的最新研究工作存在有趣的相似之处。戈尔曼的研究确定了自我控制、热情、毅力和自我激励的关键方面，并建议我们可以且应该教给儿童这些特质。[15]

1987 年，蒂娜·布鲁斯从众多的研究资源中改编出了以下游戏指导原则：[16]

1. 让儿童为成年生活做好准备的最佳方式是给予他们作为儿童所需要的那些东西，因此，童年本身应被视为一个具有独立存在意义的发展阶段，而不仅仅是为成年期做准备。

2. 儿童是一个完整的人，他们有自己的情感、思想和人际关系，他们需要在身体上、心理上、道德上和精神上都健康。

3. 学习不应该被割裂开来；年幼儿童应该以整体、整合的方式进行学习，而不是在整齐划一的格子里学习。万事万物皆有联系。

4. 当儿童被赋予适当的责任、被允许犯错、可以自由做决定和选择、作为自主学习者被尊重时，他们的学习效果最好。内在动机很重要。

5. 强调自律。实际上，这是唯一值得拥有的纪律。奖励系统短期内有效，其效果难以长期保持。儿童的努力需要被认可。

6. 在发展的不同阶段，存在学习特定知识和技能的接受期，此时儿童学习这些知识和技能的能力会特别强，比如语言关键期。

7. 儿童能做什么（而不是他们不能做什么）是儿童教育的起点。

8. 当存在有利条件（想象力、创造力和语言能力）时，儿童的内在生命就会出现并得到发展。

9. 与他人（既包括成人，也包括儿童）的关系在儿童生活中占据核心地位。

10. 教育与三者有关：儿童、学习发生的背景和知识本身。

这些原则对我们的指导意义并不会因时间的流逝而有所减弱，我们始终应以这些原则来指导我们的日常活动计划。

简要历史回顾

弗里德里希·福禄贝尔（Friedrich Froebel, 1782—1852）是19世纪一位重要的教育家。幼年时的他经常在家附近的花园里独自玩耍，这些经历使他理解、热爱并尊重花园和大自然。15岁时，福禄贝尔学习了林学、几何学和土地测量与评估，并于1802年开始了他的第一份工作——林务官。在法兰克福大学完成建筑学学业后，他在当时备受尊敬的教育家约翰·裴斯泰洛齐（Johann H. Pestalozzi, 1746—1827）的指导下开始从事教学工作。与当时的其他学校不同，裴斯泰洛齐欢迎包括孤儿在内的穷人家的孩子进入他的学校学习，他认为儿童必须成为其学习活动的积极参与者。直到1837年，55岁的福禄贝尔才创办了自己的学校，取名为"幼儿园"或称"儿童的花园"。这种针对幼儿的表述和愿景蕴含着在提供了时间、空间和美感的环境中进行游戏和探索的必要性。福禄贝尔将他的这种教学法视为"自我活动"，即允许儿童遵循自己的兴趣，并给予他们进行自由探索的时间。因此，儿童早期教育工作者的角色是学习的引导者而不是主导者。

我们要重点强调玛格丽特·麦克米伦（Margaret McMillan，1860—1931）及其姐姐雷切尔·麦克米伦（Rachel McMillan，1859—1917）倾其一生所从事的重要工作和完成的作品，以及她们对有关儿童早期发展的争论所做的贡献。玛格丽特是一名社会学记者，她先后在布拉德福德和德特福德目睹了极端贫困带来的消极影响。她多次撰写文章，展示和揭露了当地恶劣的居住、食物和卫生条件。她主要担忧的是儿童的健康，并确定了三个主题：成长、食物和环境。这些构成了麦克米伦的工人阶级童年理论的基础。1892 年，玛格丽特与布拉德福德的校医詹姆斯·克尔博士一起，开始首次撰写针对英国小学生的医学评论。他们共同发表了一份报告，指出了上述这些问题，并发起了一场改善儿童健康的运动：设立卫生间、改善通风环境、提供免费的校餐。作为一名敏锐的政治记者，玛格丽特尖锐地指出婴儿死亡率所反映的重要问题，分享关于新生儿出生时的体重与准妈妈工作时间之间关系的研究，并宣传母乳喂养的好处。如今，儿童早期教育工作者，特别是那些关注早期干预和健康的人，仍然认可许多与玛格丽特发起的运动相同的活动，因为这些问题现在依然值得关注，并构成了干预的基础。

　　虽然麦克米伦姐妹的兴趣和最初的工作都始于布拉德福德，但她们的第一所户外营地学校却是于 1911 年在德特福德开办的。最初，这所户外营地学校是为 6 岁以上的女童设立的；1912 年，第二所针对男童的户外营地学校在圣尼古拉斯教堂的院子里开办。这些户外营地学校提供普通的家常饭菜、新鲜的空气和日常的洗漱用具。学校鼓励儿童进行盆浴和淋浴，并将其视为教育和养育的必要行动。直到 1914 年才创办了婴幼儿户外营地学校，为 5 岁以下的儿童提供了 29 个招生名额，这基本是户外保育学校的雏形。

　　麦克米伦姐妹博览群书，并深受法国著名医生爱德华·塞根工作的影响：重视学校的物理空间，为儿童提供食物和衣物，尤其重视女性作为养育者和照护者的角色。的确，斯蒂德曼曾指出，正是从塞根那里，麦克米伦姐妹学会了"爱、养育和身体活动等教育词汇"。[17] 当玛格丽特·麦克米伦和蕾切尔·麦克米伦正在领导政治运动，并以新的方式关注英国幼儿的身体活动需要时，玛利亚·蒙台梭利（Maria Montessori, 1870—1952），即意大利首批女医生中的一员，也正在运用其医学知识，为当时被描述为"异常"或"发育迟滞"的孩子提供生活机会。蒙台梭利曾师从爱德华·塞根，并运用塞根的生理学方法开展工作，即通过肌肉训练来促进行为的改变。塞根认为，通过积极鼓励儿童运用手去操控物体，可以促进其智力发展。作为一名热衷于社会改革的医生，蒙台梭利将塞根和让·马克·伊塔德的思想，即"感知教育"和"行为教育"整合起来，形成了自己的教育模式。蒙台梭利曾在罗马的社会收容机构中观察午饭后玩耍的儿童——他们在地上四处爬行，从而产生了自己的想法。她察觉到，儿童用手寻找面包屑的探索活动，并非仅是受饥饿驱动，也是他们试图了解周围环境、认识世界的一种方式。这启发她设计了一系列特殊的物品，专门为儿童提供感官刺激。在她之前，那两位鼓舞人心的法国医生塞根和伊塔德也是这样做的。

在成功帮助那些曾被认为不可教的儿童之后，蒙台梭利又将注意力转向生活在罗马最贫困地区的幼儿。1906 年，她在圣洛伦索开办了第一所儿童之家。她所谓的"真实世界"充满了感知觉资源和活动，今天仍是所有优质的蒙台梭利中心创设环境的组成部分。蒙台梭利对儿童发展的理解和她的远见，在 1946 年出版的《吸收性心智》(*The Absorbent Mind*)一书中得以体现。在这本书中，她得出了这样的结论："最大的发展是在个体出生后的最初几年里实现的，因此，正是在那几年，需要给予婴幼儿最好的照护。如果做到了这一点，那么孩子就不会成为负担；他／她将成为大自然中最伟大的奇迹。"[18] 在这里，我们要认真思考蒙台梭利关于为幼儿创设完善环境的视角，这一点十分重要。

　　在我们的儿童早期教育机构中，我们是否经常从婴幼儿的视角去审视环境？房间的布置对儿童的身体发育有哪些帮助或限制？例如，儿童是否有机会体验不同的物体表面和坡度，并轻松到达自己选择的目的地？上次我们思考这些问题是什么时候？可以考虑减少那些更容易识别的"玩具"，用更自然的资源（如宝藏篮、兴趣盒）来代替，并将这些资源进行设计并摆放在一起，以刺激儿童的感知觉，鼓励他们动手操作。

　　另一位对指导我们幼教工作的原则产生重要影响的人物是苏珊·艾萨克斯（Susan Isaacs, 1885—1948），她是一位心理学家，同时也是一名教师，深受福禄贝尔的思想和教育原则的影响。她热心宣传户外游戏的益处，重视探索得来的第一手经验，认为这对年幼儿童尤为有益。最初作为实验幼儿园的麦芽屋学校（Malting House School）于 1924 年开办，艾萨克斯的工作也正是在那里建立起来的。它提供了一个资源丰富的花园和一种学习方法，让年幼儿童积极地参与到真实的体验中。艾萨克斯认为，学校的教育理念旨在培养具有"科学的生活态度"的儿童，并主张应该支持每个儿童发展求知欲和人格魅力。学校鼓励儿童对动植物进行科学观察，利用学校的花园，种植和收获自己的蔬菜和水果。除此之外，她认为儿童应该"尽可能地保持身体健康"，这意味着一个人为生活做准备的最好方式是"保持对生活的热情"。实际上，麦芽屋学校的孩子们经常使用真正的工具，他们会生火、爬树，如今这些活动在森林学校教学法的形成过程中被确定了下来。[19] 对儿童早期教育工作者而言，艾萨克斯的教育理念和教育法将富有吸引力的环境与开放性结合在一起，回应儿童的兴趣，并以其兴趣为导向。玛丽-简·德拉蒙德宣称，与其他普通学校相比，麦芽屋学校的孩子们会变得"更主动、更具好奇心、更富创造力、更爱探索、更善于发明"。[20]

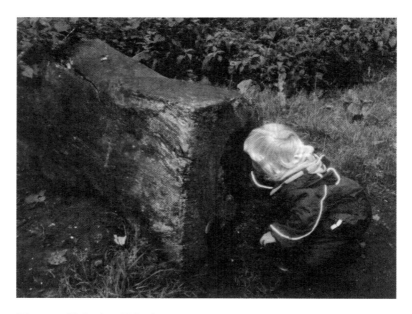

图 2.2　越主动，越好奇

令人兴奋的现实游戏与虚拟游戏世界

　　任何见过年幼儿童迷恋屏幕技术的人都知道，这是一种具有魔性吸引力的技术。它提供了令人兴奋、刺激、快速移动的影像，吸引着年幼儿童的注意力。儿童被光怪陆离的电子媒体所吸引，这是可以理解的。2010 年欧洲的一项调查显示，"平均而言，7 岁儿童观看屏幕媒介的累计时长已经超过一年，这一年是按每天 24 小时计算的"。[21] 然而，我们必须好好照护幼儿，尽可能减少 5 岁以下儿童久坐的时间，请谨记他们正处在培养生活习惯、建立大脑结构并对自己的能力建立自信的阶段。当我询问我那几个正处于青少年期的儿子为什么和朋友花那么多时间玩虚拟游戏时，他们的回答通常是"好玩"。《无所畏惧：成长在一个危机四伏的社会》一书的作者蒂姆·吉尔指出，"尽管人们普遍认为，如今的孩子成长得更快，但实际上，他们的生活与 30 年前相比受到了更多的束缚"。[22] 成人控制和保护儿童安全的欲望，越来越多地导致儿童在网络上或坐在屏幕前寻找乐子，这样做似乎很安全，而且成人知道他们就在哪里。

　　围绕屏幕媒介对年幼儿童的好处的讨论可能的确颇有说服力，然而，他们很少考虑到年幼儿童的身体发育和健康。2011年，英国通信办公室报道："与过去相比，儿童看电视的时间更长了……自 2007 年以来，儿童每周看电视的时长增加了近 2 个小时。"[23] 电脑游戏和游戏机的使用时间也增加了约 2 小时。有人主张在早期教育阶段使用屏幕技术，也有越来越多的儿科医生和生物学家对此提出警告，两者之间的辩论和冲突集中在年幼儿童开始接触屏幕的年龄和花在屏幕前的时长。有些人认为，不让幼儿接触和体验屏幕技术会使他们在发展和教育方面处于劣势。围绕屏幕技术使用展开的辩论和讨论还将继续下去，儿童早期教育工作者和家长需要接受这样一个事实：成人有时很容易屈从于儿童的要求，尤其是屏幕的吸引力如此之大。然而，培养儿童对积极的运动游戏尤其是户外游戏的热情，并让他们从中得到快乐的体验，这是我们的责任，我们必须使这些游戏同样具有吸引力。从儿童早期教育机构收集的证据回顾了儿童对《英国国家早期教育纲要》的体验，报告称，大多数儿童都谈到了他们对身体能力的感觉，热情地分享了积极参与身体游戏的乐趣。然而，研究也发现，那些最缺乏热情的儿童，也就是更喜欢那些不太活跃游戏的儿童，他们拥有的可供身体活动的环境非常有限："我只喜欢看电视。我喜欢睡觉和玩积木，坐着涂色和画画。"有趣的是，上述研究中涉及的儿童早期教育机构因提供的户外游戏机会最有限而闻名，在特定的时间内只有 4 个孩子可以在户外游戏。[24] 总之，作为儿童早期教育工作者，我们有责任确保为年幼儿童提供令人兴奋、具有挑战性的身体活动机会，并让这些机会与虚拟游戏一样刺激且有吸引力。

挑战和困境

- 很显然，在日常生活中为年幼儿童提供机会，让其长时间主动进行游戏和探索，可以增加他们的身体运动量。这包括任何促进身体运动、消耗能量的活动。为了最大程度地发挥这些活动的益处，对儿童早期教育机构的员工来说，重要的是考虑活动的频率、强度、时长和类别，以便年幼儿童的大小肌肉群得到更好的发育。

- 考虑年幼儿童全年户外活动的时间量。不论天气如何，每天都应为幼儿安排并鼓励他们主动参与户外游戏和探索。记住，没有不合适的天气，只有不合适的衣服。

- 如何为婴幼儿准备活动环境？根据婴幼儿身体发育的需要，仔细考虑你所提供的资源中与感觉有关的方面以及每个空间的具体布局。

- 儿童早期教育机构的设备可能会损坏或不再受欢迎。每年至少对你所在机构的资源做一次全面评估，处理掉那些不需要的东西（断舍离！），做这一切很有必要。

- 屏幕技术对年幼儿童很有吸引力，因此，关于如何使用信息技术来支持游戏和探索的辩论将会催生相关政策。把信息技术只作为积极游戏的补充，而不能使其成为儿童娱乐的替代品。

参考文献

1. British Heart Foundation National Centre for Physical Activity and Health. Loughborough University, 2011.

2. UK Department for Children, Schools and Families, 2008; Department for Education, 2012.

3. C. Tickell. *The Early Years: Foundations for Life, Health and Learning. An Independent Report on the Early Years Foundation Stage to Her Majesty's Government*. DfES, 2011.

4. UN Convention on the Rights of the Child, 1989.

5. M. McMillan. *The Child and the State*. Manchester: National Labour Press, 1911.

6. T. Bruce. *Early Childhood Education*. 3rd edition. London: Hodder and Stoughton, 2005.

7. G. Claxton and M. Carr. A Framework for Teaching Learning.

8. A. Pellegrini and P. K. Smith. Physical Activity Play: the Nature and Function of a Neglected Aspect of Playing. *Child Development*, 1998(69), pp. 577-598.

9. *Good Practice in the Early Years Foundation Stage*. DCfS, 2009.

10. D. Selleck. Baby Art, Art is Me, Refocus Collection, 1997.

11. S. Nicholson. How Not to Cheat Children: the Theory of Loose Parts, *Landscape Architecture*, 1971.

12. T. Gill. *No Fear: Growing Up in a Risk Adverse Society*. London: Calouste Gulbenkian Foundation, 2007.

13. Dr L. Almond. *UK Physical Activity Guidelines for Early Years*. BHF National Centre Physical Activity & Health. Loughborough University, 2011.

14. C. Steedman. *Children Culture and Class in Britain*. London: Virago Press, 1990, p.193.

15. D. Goleman. *Emotional Intelligence: Why It Can Matter More than IQ*. London: Bloomsbury Publishing, 1996.

16. T. Bruce. *Early Childhood Education*. London: Hodder & Stoughton, 1987.

17. C. Steedman. *Childhood Culture and Class in Britain*. London: Virago Press, 1990.

18. M. Montessori. *The Absorbent Mind*. Adyar, India: The Theosophical Publishing House, 1946.

19. E. Lawrence. The Malting House School. *National Froebel Foundation Bulletin,* 1949(5), pp.1-6.

20. M. J. Drummond. Comparisons in Early Years Education: History, Fact and Fiction. *Early Childhood Reseach and Practice* 2.1, 2000.

21. A. Sigman. The Impact of Screen Media on Children: an Eurovision for Parliament. Presentation Given to The Quality of Childhood Group, 2011.

22. T. Gill. *No Fear: Growing Up in a Risk Averse Society*. London: Calouste Gulbenkian Foundation, 2007.

23. A. Sigman. *The Spoilt Generation: Standing Up to Our Demanding Children*. London: Little Brown and Co., 2009.

24. R. Garrick, C. Bath, K. Dunn, H. Maconochie, B. Willis and C. Wolstenholme. *Children's Experiences of the Early Years Foundation Stage*. DfES, 2011.

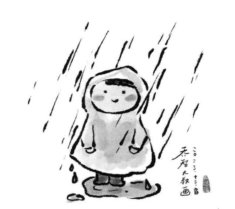

盼你长大，又怕你长大。
希望你能乘风破浪，
又担心你被风吹雨打。

第 **3** 章

主动学习

儿童天生就是主动的、充满兴趣的学习者。主动学习是一个持续的、创造性的过程，在这一过程中，儿童将素材、经验和想法相结合，创造出对他们来说全新的效果。

所有生物的幼崽都不能保持身体静止或嘴巴安静：他们总想四处移动，大声叫喊。有的蹦蹦跳跳，尽情嬉闹并满怀欢乐，有的则发出各种各样的叫喊声。[1]

——柏拉图

观察任何动物的幼崽或人类的幼儿，你都会被他们持续的活动弄得筋疲力尽，也会被他们那富有感染力的嬉闹所吸引。婴幼儿天生就是主动的、充满兴趣的学习者，渴望能与他们来到的这个世界交流、互动，渴望对这个世界有所了解。反思一下年幼儿童在一个并非特意为游戏而设置的环境中的探索情况，比如孩子来到了厨房，他们会表现出怎样的探索能力和决心。这个新的"游戏空间"为他们提供了大量的新机会和新挑战，也提供了令人兴奋且鼓舞人心的动手探索的可能性。他们会像科学家、工程师或厨师测试任何新产品那样，去探索冰箱、橱柜、垃圾桶以及任何其他触手可及的东西。他们会把这些物品打开又关上、拆开并重新组装，还会推倒、敲打、混合各种东西，打开冰箱、橱柜和垃圾桶，品尝其中的东西……作为父母，我们可能并不能完全理解这种类似科学研究、调查和评估的做法，有时我们也会惊讶于孩子们的灵活性和解决问题的能力，因为他们能想出一些新的办法，拿到放在高处的东西。但是，这种动机和毅力是学习所需的最重要的工具，这些品质即使在最小的儿童身上也表现得很明显。

　　婴幼儿从出生起就是主动的学习者，他们具有内在的动机去探索周围的世界，观察在成长过程中遇到的人和物，并与之互动，在此过程中，他们还会收集相关信息。在他们与周围的人和物互动时，即使是最小的孩子也会主动作出选择和决定，以发展自己的认知和身体能力。正如克里斯汀·史蒂芬界定的，这种"游戏、实践、思考和学习"[2]由儿童在丰富环境中的积极投入所主导，这种环境是"能负担得起的、有吸引力的或能激发潜能的，且是支持深度学习的条件"[3]。这种学习的愿望、兴趣和积极投入，现在被视为终身学习重要的驱动力之一。

　　在早期教育中，以实践为基础的教学法日益清楚地认识到，基于游戏的积极学习法十分重要，这种方法常被称为主动学习（active learning）。借鉴前面提到的《课程指南》和《0~3 岁关键期框架》，以及英国政府在 2008 年实施的《英国国家早期教育纲要》的框架和配套指南，这些文件都明确地强调，从出生到 5 岁，孩子都是主动的学习者。如今，随着主动学习被确定为有效"教与学"的三大特征之一，主动学习的重要性被进一步强调。然而，对于我们这些儿童早期教育工作者来说，不要把"教学"与简单地传递我们自己的知识、学问和理解混为一谈，这一点很重要！如果儿童能通过自己的行动和探索获得第一手经验，那么主动学习会更加有效和适用。本章为儿童早期教育工作者提供了一些主动学习的实例，这些实例的基础是与身体发育和动机相关的理论。本章也将借鉴几位重要理论家的工作，思考他们在儿童发展和成人角色方面不同的观点和教育理念。

　　以往，人们普遍认为婴幼儿的身体发育遵循固定的时间表，是受大脑变化控制的。然而，新近的研究表明，发展的里程碑是通过脑、婴幼儿不断增强的身体意识和环境之间复杂的相互作用来实现的。这项新研究成果催生了"这样的新兴观点，即婴儿在运动技能的习得过程中是主动的参与者，在这一过程中，婴儿的发展性变化是通过日常解决问题的活动得以加强的"[4]。以下是一些目前被普遍接受的理论，它们是主动学习的基础：

在主动学习的机构中，孩子们能接触到丰富多样的学习材料，这些材料对他们的思维能力提出了挑战，并支持他们调动各种感官，全身心地投入学习。[5]

孩子们通过应对身体上和心理上的挑战达到最好的学习效果。主动学习涉及其他的人、物、想法和事件，这些都有助于吸引儿童在一段时间内投入学习。[6]

苏格兰的"卓越课程"（Curriculum for Excellence）进一步定义了主动学习：主动学习通过现实的生活情境和想象的情境来吸引和挑战儿童的思维。它充分利用了以下经验提供的学习机会[7]：

- 自发游戏
- 有计划、有目的的游戏
- 研究和探索
- 事件和生活体验
- 聚焦式学与教

此外，威尔士的早期教育阶段还强调了游戏和主动学习的重要性，这表明对此"再怎么强调都不为过"。他们还声称："应该对课程和学习环境进行规划和建设，使儿童成为主动的学习者。儿童应该有机会去探索他们的学习环境，学习新的技能，并重复、练习和完善他们已经习得的技能。更重要的是，儿童有足够的机会去试验各种资源，尝试解决问题，并自己选择活动材料。"[8]

高瞻课程模式

20 世纪 60 年代，大卫·韦卡特及其同事在美国开发并实施高瞻佩里学前教育研究（High Scope Perry Preschool Study），该研究深受皮亚杰的认知发展理论以及现代教育学之父杜威的进步教育哲学的影响。高瞻课程应用于早期儿童教育，其前提是认可主动学习对儿童发展具有核心作用。在儿童早教机构中，若能为儿童提供发展适宜性的学习机会，主动学习方能取得最大的成功。此外，高瞻教学法将学习视为一种儿童与成人之间发生重要互动的社交经验。这些社会交往，发生在由儿童自己计划和发起的真实生活活动的背景下，或由成人发起的为儿童提供自我表达、作出选择并担任领导活动的经验中。请看下面的例子。

刮了几天狂风后，孩子们来到花园里，发现了一个完整的鸟窝，它可能是从附近的树上或高处的窗台上掉下来的。鸟窝吸引了孩子们的注意，他们很想去摸一摸、抓一抓，亲自感受一下，还想拆开那些缠绕在一起的树枝、杂草、苔藓和羽毛。孩子们将鸟窝放在托盘上，认真地研究着它的结构，他们拆解着鸟窝，讨论、思考和估算鸟窝的大小、形状、坚固性、位置以及它的用处。成人教给他们一些新词汇，并点评了他们的探索活动，依旧让孩子们主导这项调查活动。他们思考了鸟儿筑巢的方式，描述了把树枝交叠放在一起构成的图案。整整一周，老师们都把鸟窝留给孩子们去探究，并记录他们的想法、问题以及进一步的计划。为了支持孩子们对鸟窝的强烈兴趣，老师们打印了几幅大小、结构、材料和位置各不相同的鸟窝图片。有些鸟窝掺杂了泥巴；有些则很整洁，呈球形，结构对称并且很精致；还有一些则是由一堆凌乱的小树枝搭建而成……在接下来的几天里，孩子们参考这些图片，在当地的森林里寻找并带回了一袋袋用于建造鸟窝的材料。他们把这些东西全部堆在花园里，开始按照长度、形状、强度和大小对它们进行分类。在成人的帮助下，孩子们以小组为单位，建造属于他们自己的复杂程度和大小各异的鸟窝。对于一个小组来说，每个孩子都发挥着独特的作用。在建造鸟窝的过程中，孩子们一起讨论、评估和反思，有时他们还会产生分歧。"鸟窝项目"持续了几周时间，对创作好的鸟窝作品，孩子们还会不断添加、改变或摆弄这些结构。建好的鸟窝中有一个很大，大到孩子可以爬进去。在接下来的几个月里，这个鸟窝成了花园里的固定设施。

思考一下，在计划幼儿活动方面，这种兴趣和热情可以延伸到哪里？这个鸟窝项目展示了主动学习的重要性，但同样也证实了成人支持的重要性，这些成人看到了各种学习机会，相信孩子们的好奇心和探索精神，允许他们制定自己的活动事项及时间表。

根据韦卡特的定义，主动学习过程的一个重要元素是，儿童首先要与他们周围的世界进行"深思熟虑的"互动，然后反思自己的行为。学习实践方面的"计划、行动、复习"是高瞻课程的重要组成部分。在试验自己的想法和寻找问题答案的过程中，儿童对这个世界的知识和理解逐渐发展起来。想象一个小婴儿伸手去拿宝物篮里的一件东西。在这个探索阶段，他们的问题只有"这是什么，我对它了解多少，我能用它干什么"。他们抓住一件东西，操控、吮吸，用嘴咬一咬，尝尝它是什么味道，然后可能就会把它放下，或丢弃在一边。由此产生的对动作的反思，使儿童能够开始构建对物体的个人理解。有些物体会滚走，而另一些则不动；一些圆形的物品摸起来凉凉的，能反光，另一些物品则闻起来气味浓郁，视觉上很明亮；还有些物品相互碰撞时会发出声音。儿童的行动以及对这些行动的反思，能够促进他们的理解和思维的发展。因此，正是游戏和探索中的身体活动，再加上解释这些身体活动的心理活动，共同引发了新的联结和学习。

改编自高瞻课程主动学习的五要素

下面是高瞻课程研究人员发布的一些指导方针，旨在支持儿童早期教育工作者确保儿童的学习丰富且主动。

1. 材料：应该丰富、适龄且适合各种感官。为儿童提供丰富的开放性资源，让他们以多种方式使用这些资源。零散部件和边角废料为儿童提供了多种探索机会。儿童直接操作这些材料，然后进行反思，学习在这一过程中得以发展。

2. 操控：儿童需要机会反复进行探索（运用他们所有的感官），从内到外地操控、组合和改变他们的环境。

3. 选择：应该由儿童来选择自己想做的事情。内在动机可以保持儿童的兴趣和热情。由于学习的结果来自儿童追求个人兴趣和目标的尝试，因而，有必要为他们提供机会，让他们自己选择活动和材料。

4. 儿童的交流、语言和想法：儿童通过动作、手势、面部表情、手语和言语来相互交流他们的需求、感受、发现和想法。儿童早期教育工作者应该重视、关注和鼓励儿童使用所有形式的交流和语言。

5. **成人支持**：成人与他们所照护的每一个孩子建立并保持信任关系。成人要认可并鼓励每个孩子的意图、行动、互动、交流、探索、问题解决和创造性。

将理论付诸实践

为了进一步加深我们对儿童及其发展的理解，明智的做法是，牢记儿童是作为一个完整和完全的个体在发挥作用……尽管为了方便，我们通常把儿童发展按照领域或年龄阶段进行划分，但是，儿童发展的整体性本质意味着我们同样需要强调发展的连续性，因为正是来自发展各方面的经验累积才造就了儿童今天的样子。[9]

回想一下，在你的生活中，当你学习一项全新的身体运动技能，或试图说服你的身体按照你想要的方式运动时的情况。在我们四十多岁的时候，我和丈夫开始学习跳舞。很明显，我们学习舞蹈的兴趣、动机和热情是很重要的，但是也需要在舞蹈专家为我们提供课程安排、指导和支持的情况下定期练习。这样我和丈夫才能在跳舞时配合好动作并跟上音乐节奏。重要的是，为了提高我们的舞蹈水平，成为"舞者"，在某种程度上，我们需要反复练习、排练、调整和进步的机会。随着时间的推移，我们对舞蹈动作建立了肌肉记忆，我们能转向发展诸如乐感和表现力等其他能力。皮亚杰认为这是人类机能的一部分，很大程度上依赖于他称之为顺应的原理。这就是个体从环境中学习并调整和改变自己以适应环境的过程。他认为，调整是通过同化和顺应的互补过程来实现的。

当新的经验与他们已有的知识不符时，儿童必须创建一套新的理解，以顺应他们的新经验。在我们利用和接纳周围世界中的事物，并将其融入我们已有的心理结构中时，同化就发生了。因此，当儿童偶然发现新刺激时，他们就会试图将这个新刺激与其之前的经验联系起来。例如，一个正在舒服地吃奶的婴儿，会很乐于探索并将任何其他刺激同化到其认知框架中。在这个发展阶段，婴儿会自动利用已有的知识和反应，用嘴去探索任何东西。然而，当婴儿体验到一些不同的东西时，他们必须同化它们，以便在将来能够对它们进行识别。皮亚杰坚持认为这就是学习的过程。通过顺应和调整新的经验，儿童不断地更新之前的知识框架来接纳新信息。

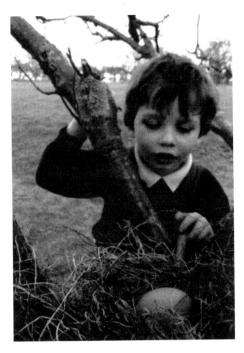

图 3.1　从环境中学习

以幼儿玩沙子为例，成人给幼儿提供机会和材料，让他们在沙坑中探索，他们已经懂得沙子很容易通过筛子或沿着漏斗自由地落入下面的容器中。然而，往沙子里加入水，结果就大不相同了。沙子的特性发生了改变，既定的规则也必须修改。皮亚杰认为儿童在不断地寻求平衡或均衡状态。但是当他们遇到越来越复杂的情况时，原有的平衡就会被打破，从而产生新的学习，或创建思维脉络。简而言之，就是你不能代替儿童去体验某些东西，因为他们必须自己构建知识。我们通过给儿童提供直接的机会，让他们去探究、发现并创造新颖的概念，使之形成新的联系，增强学习的动机。

这些直接经验有助于：

- 激发并维持学习
- 鼓励讨论和提出疑问
- 支持培养独立性和思维能力
- 发展身体技能和身体意识
- 建立界限和规则
- 提高语言和沟通技能
- 培养专注力
- 培养积极的态度和自尊
- 巩固学习

尽管很多人都赞同皮亚杰将幼儿视作"单打独斗的科学家"的观点，他们需要自己去学习和发现这个世界；但是，维果茨基眼中幼儿的形象则更多地集中于"儿童是学徒"这一观念上，他们在特定的文化中出生和成长，在这种文化中不断累积经验并从中受益。他的"最近发展区"概念在教育领域意义重大。这一概念描述了儿童在他人帮助下所达到的水平与自己独立达到的水平之间的差距。这两种水平可被视为发展的"蓓蕾"和"果实"。这一表征很有价值，已经被用于构建以互动和"脚手架"为特色的支持性学习环境中。[10] 与皮亚杰相反，维果茨基认为，正是那些更有能力之人的支持，以及与其进行的社会互动，共同引导了儿童的发展。因此，"作为专家的他人"在儿童最近发展区的学习过程中具有至关重要的作用。然而，"儿童不仅仅被动地接受成人的指导和帮助；在教学计划中，儿童的积极参与至关重要"。从根本上讲，维果茨基认为发展是"通过行动实现的转变"[11]。

这一观点可以纳入被称为社会建构主义的理论。这种理论认为，智力的形成是通过对外部实践学习的不断内化而实现的。通过与关键人物（成人，有时是其他儿童）的合作，这些能力得以发展并逐渐内化。这种认知发展使儿童从联合调节（一起做）过渡到自我调节（自己做）。布鲁纳和后来的芭芭拉·罗戈夫对这种社会学习的观点做了进一步的拓展和发展。布鲁纳提出了"学习准备"的概念和"螺旋式课程"这一术语。他认为，任何学科在任何发展阶段都可以教授给儿童，只要教学方式适合儿童的认知能力，并在这些现有能力的基础上逐步建构知识和能力，直到达到他们完全理解和掌握的水平。除了认识到儿童主动参与学习的必要性，他还考虑到了动机的重要性，认为"在理想的情况下，对学科的兴趣是对学习最好的激励"[12]。

然后考虑一下你所在的儿童早期教育机构可能用来支持学习的策略。你可能使用一些与建构知识或技能有关的直接教学，或者你可能需要为儿童提供额外的支持以挑战错误观点："你认为你蹬得够快了吗？""试着把双手放在一起去接球。"你的支持可以包括这样的评价："你爬得真高，你能看到的肯定比我多得多。"这有助于在儿童头脑中播下思想的种子，并强化他们可能达到的下一个思维水平。然而，这是一种专业的平衡做法，需要你对你所支持的儿童有深入的了解。如果我们承认年幼儿童"天生就有能力"，那么我们就必须给予他们足够的时间，让他们自己去解决问题，自己找到解决问题的办法。尽管让儿童知道你在支持他们是很重要的，但学习和发现应该由他们自己来主导。当被给予丰富的机会时，年幼儿童就是天生的探险家。我曾目睹了游戏和学习是多么吸引人和让人投入，以及通常又是多么耗费体力。事实上，由于年龄、经验、文化规范和个体基因的不同，年幼儿童的身体发育在顺序和程度上都存在巨大的差异。

创设环境

必须鼓励婴幼儿的身体发育，为他们提供机会，让他们主动参与活动和互动，以便提高他们的协调性、控制力以及操作和运动技能。[13]

仔细思考一下你所照护的孩子每天能去的活动区，能获得的活动机会。他们能把东西混在一起吗？能移动东西吗？能像科学家一样去挖掘、筛选、拆解和评估吗？你为他们提供的环境，是否处处都有大小不同的零散部件，以激发他们的创造力？我们所说的"零散部件"，既可以是自然形成的，也可以是人工制造的。大多数自然的户外环境，一般都具备大量可用于游戏的零散部件。例如：

- 树桩、踏板、桶和石头
- 篮子、绳子、箱子和轮胎
- 盒子、贝壳、原木和卵石
- 沙子、种皮、碎石和树叶
- 布料、花、树枝、木塞、羽毛和谷物

在室内和户外环境中都可以布置并使用这些材料，这些"零散部件"提供了无数的机会，让儿童可以用多种方式来运输、平衡、组合、重新设计、整理和拆卸。这些东西没有固定的玩法，可以单独使用；也可以与早教机构中常见的材料，比如沙子和积木，组合使用；或者也可用于角色扮演游戏。这些有趣的、刺激感官的物件，能让幼儿全身心地投入到主动的探索之中，常会产生一些美妙绝伦的瞬间。

惊叹和好奇

一天早上，我看到一群学步儿来到托儿所，其中一个独自坐在地毯上的孩子吸引了我的注意。他似乎正在全神贯注地玩耍，全然不顾身边来来往往的其他孩子和工作人员。当我走近他时，这才发现他的注意力被透过大楼一端的彩色玻璃窗照射进来的光线所吸引。当彩色的光线在他身下汇聚在一起时，他的手在光线中来回移动，进进出出。他站起来，热情地扭动着身体，在五彩缤纷的光线中翩翩起舞。显然，他沉迷于这一体验之中。只见他双手合拢，像是捧着水，朝着光源处高高举起。一会儿，他又踮着脚尖旋转着，让自己离窗户越来越近。几分钟后，光线的角度变得太高，他够不到了。于是，他离开了这个活动区，到沙水区翻找一通，拿回来一个水桶。然后，这个小科学家试图像收集水一样，开始用水桶收集五彩光线。他坚持了一段时间，凝视着水桶，似乎在期待着发现被捕获的珍宝。他之前拥有的关于水的特性的经验，尤其是将颜色加入水中的经验，似乎引发了这些联系的形成。这种积极的探索激发了儿童对光的兴趣，而这一兴趣，会在之后的几个月里得以延伸并发展，其中包括对看片台、投影仪、手电筒和暗室的体验。通过积极的探索和感官体验，如前所述的多种零散资源，被一一添加到这个孩子所处的环境中，让他能够探索阴影、光线、颜色、反射和折射。

图 3.2 概括了上述例子中的活动主体儿童运用自身各种资源在导致行为发生的环境中，借助各种方式（如探索和感官体验）来进行活动的。它展示了儿童、周围环境、可用资源之间的复杂互动系统，这一系统表明了这种互动中的各方如何推动进程朝着儿童的目标发展。

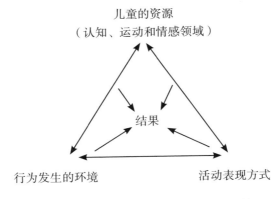

图 3.2　儿童、环境和活动之间的互动[14]

沙子在这里！

在儿童早期教育机构中，让儿童积极参与每天的常规活动和工作并不难。加餐和正餐时间会提供大量的机会吸引儿童积极参与，发展他们的独立性、思考技能和沟通技能。

最近，随着春天的临近，越来越多的孩子开始在幼儿园的建构区游戏和探索。几个孩子发现沙坑几乎废弃了，需要重新填满沙子。他们急切地将自己的发现反馈给一位对此感兴趣的老师，这位老师听取了他们的建议，将他们的兴趣列了一张清单。她用便签本和笔记录下了孩子们的要求，然后给了他们一份复印件，让他们确认后并签字。一个孩子说他知道可以从哪里买到沙子，并说出了附近大超市的名字；他的妈妈前不久刚从那里为他家的沙坑买了一袋沙子。另一个孩子认为可以去附近的沙滩弄些沙子，他说那里有很多很多沙子！还有的孩子说假期时沙子是黑色的，但是他不确定为什么会那样。接下来，孩子们和那位老师就需要的沙子数量讨论了很长时间：他们认为需要多少沙子？一袋沙子究竟有多少？

就这样，孩子们讨论着，在他们的游戏中花了差不多 40 分钟左右的时间，用各种各样的数学图形和符号来表征他们复杂的思维。接下来的几天里，作为这次学习的延伸，这项活动产生了更多的关于增加沙子的订单表格和剪贴板。几天后，司机用运货板车，把 1 吨沙子运送到了幼儿园的花园里。在板车的传送臂勾住沙袋，越过墙头时，孩子们满怀期待地看着，兴奋地喊着，给司机指方向。随后，机构的老师询问这些饶有兴趣的儿童，他们认为应如何把沙子移到建构区，因为卸货地点离建构区还有一段距离。孩子们的想法和点子通过思维导图被一一记录了下来，这就给予了他们机会去思考、发挥创造性以及学会与他人合作。孩子们迸发出一个又一个点子，所有的建议都被采纳，在收集了幼儿园周围可用的资源后，孩子们开始搬运沙子。他们使用各种工具，包括勺子、桶、铲子和独轮手推车。他们灵巧地绕过其他孩子，把沙袋里绝大部分的沙子倒进了那个用砖砌成的沙坑里。还有一个不知疲倦的孩子，拿着扫帚和簸箕，将洒在地上的沙子一点一点地清理干净。孩子们必须一起合作，相互交流并彼此回应。当手推车太重一个人推不动，需要大家一起努力才能迈出一小步时，他们表现出了坚持性。他们还展现出了团队合作精神、问题解决的能力和决心，并且自始至终，他们的整个身体都在积极参与，锻炼了大肌肉群和躯干力量。这种经历是由儿童自己主导并由他们发起的，但是，机构中经验丰富的工作者的技能，使这一学习机会得以拓展并获得支持。当别人称赞他们运完所有沙子真厉害时，参与这一活动的儿童受到了很大的鼓舞，获得了满满的成就感。这次活动之后，机构中的老师们决定，与其今年为花园购买种植袋，不如用同样的方式让孩子们运送土壤，使孩子们能够积极地参与到设计和建设新的种植区中来。

挑战和困境

- 在儿童做游戏时，确保成人能为他们的学习提供支持和帮助，鼓励合作和小组工作。

- 要提防那些有控制儿童学习倾向的成人，他们会急于给出具体的指导，并要求实现预设的结果。

- 在和儿童共同完成任务时，要给予他们真正的鼓励。

- 诸如皮亚杰等人的发展理论被认为是线性理论，这些理论认为，儿童长大成人，遵循相似的发展路径。新的发展理论假设，发展是沿着纵横交错的路径网进行的，不同的儿童遵循不同的发展路径。

- 婴幼儿并不仅仅是他们社交世界的旁观者，他们天生就是主动的参与者。理解并接受这一观点很重要。

- 主动的学习者是提问者和发明家。你如何鼓励你所照护的孩子去假设"我想知道如何……"？

- 主动学习是一个持续的、创造性的过程，在这一过程中，儿童将素材、经验和想法相结合，创造出对他们来说全新的效果。虽然成人可能认为自然规律和逻辑是理所当然的，但在每个孩子看来，都像第一次发现它们一样。

参考文献

1. J. Santer, C. Griffiths and D. Goodall. *Free Play in Early Childhood: a Literature Review*. National Children's Bureau, 2007.

2. C. Stephen. *Playing, Doing, Thinking and Learning*. Stirling Institute of Education, 2007.

3. G. Claxton and M. Carr. A Framework for Teaching Learning.

4. D. Corbetta, E. Thelen. Lateral Biases and Fluctuations in Infants' Spontaneous Arm Movements and Reaching. *Developmental Psychobiology*, 1999(34), pp.237-255.

5. Highscope ReSource. Spring, 2011.

6. GB, DCSF, EYFS. 4:2 Learning and Developing, 2008. This emphasis has now been strengthened further in the new EYFS (2012) with Active Learning identified as one of the three characteristics of effective learning and teaching.

7. Curriculum for Excellence. Scotland: HMIe, 2010.

8. The Foundation Phase, Framework for Children's Learning for 3 to 7 Years Old in Wales. Department for Children, Education, Lifelong Learning and Skills: Welsh Assembly Government, 2008.

9. M. Schickedanz et al. in J. Doherty and M. Hughes. *Child Development Theory and Practice 0-11*. London: Pearson Longman, 1993.

10. L. S. Vygotsky. *Mind in Society: the Development of Higher Psychological*

Processes. Cambridge: Harvard University Press, 1978.

11. R. Tharpe, R. Gallimore. *Rousing Minds to Life: Teaching, Learning and Schooling in Social Context*. Cambridge: Cambridge University Press, 1988.

12. J. Bruner. *The Process of Education*, revised edition. New York: Harvard University Press, 1977.

13. GB, DCSF. *Early Years Foundation Stage Framework*. DCfS, 2007.

14. M. E. Chambers and D. A. Sugden in M. Evangelou, K. Sylva and M. Kyriacou. *Early Years Learning and Development Literature Review*. Department of Education, University of Oxford, 2009.

你不必完美，
你只需精彩。

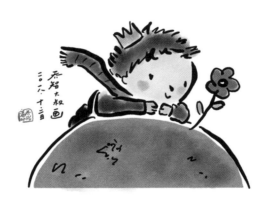

第 4 章

创造性和批判性思维

运动是学习和大脑发育赖以发生的主要动力和媒介。与身体发育相关的儿童批判性思维包括：在自发活动中感受乐趣，鼓励儿童通过身体接触去发现和探索周围环境，促进认知参与。

各个年龄段的儿童都需要空间。空间，足够大的空间，几乎就像食物和空气一样，是儿童所必需的。移动，奔跑，通过新的动作发现周围事物，用肢体活动感受生命，这就是婴幼儿的生活。[1]

2012 年，在格林尼治举办的儿童早期教育会议上，与会者以满腔的热情和激情，围绕议题"肢体的活力"，深入探讨了"把促进身体发育作为儿童发展的基本面"的必要性。这样做的目的也是为了提升儿童的福祉。大多数儿童早期教育工作者和幼儿父母都承认身体活动和健康之间的联系。然而，有必要提醒所有人的是，从环境、冒险、想象力、创造力的角度，以及儿童需要支持其运动和表达自我的自由等方面来看，运动和身体发育都至关重要。在《英国国家早期教育纲要》中，创造性和批判性思维被确定为有效教与学的一个重要特征，因此，早教工作者就必须认真考虑：一方面，要支持和鼓励儿童拥有并发展自己的想法；另一方面，要建立联系并制定策略以支持孩子们的学习。

本章借鉴了运动游戏专家团 JABADAO* 的成果，讨论了早教工作者如何才能够支持儿童用整个身体发展创造性思维。这种包括了婴幼儿在内的、由孩子主导的运动游戏，除了与《英国国家早期教育纲要》规定的所有领域的学习和发展相一致以外，更是对提升儿童的福祉作出了巨大的贡献。与身体发育相关的儿童批判性思维包括：在自发活动中感受乐趣；鼓励儿童通过身体接触去发现和探索周围环境，促进认知参与。

本章将借鉴蒙台梭利的工作以及早期教育中的瑞吉欧教学法，突出强调重视环境，鼓励年幼儿童亲身投入到他们的世界当中。蒙台梭利认为，运动是儿童发展过程中一个特别敏感的方面，她将儿童的双手描述为"大脑的工具"。莎莉·戈达德·布莱斯在其最近的工作中，更是将运动描述为儿童的第一语言，认为年幼儿童"在用头脑来学习之前，先用身体来学习"[2]。布莱斯认识到了从出生起身体发育的重要性，指出那些从原始反射到早期

---

* JABADAO，即英国国家运动、学习和健康中心。——编者注

动作发展期间过渡不充分的儿童,其日后可能会表现出许多问题。她认为身心协调才能产生健康的心智，这需要重复的身体经验。因此，运动是学习和大脑发育赖以发生的主要动力和媒介。

早期运动和俯卧时间

如今在英国，近一半的婴儿接受家庭以外的托管照护，因此，讨论婴儿的运动游戏是非常必要的。婴儿的早期运动，例如伸展身体、踢腿和爬行，对其发育至关重要，因为这些动作有助于他们建立和发展脑中的神经通路。现在的研究表明，一些很早就开始学步的年幼儿童可能错过了爬行阶段，而正是这一爬行阶段，如今已被公认为个体以后许多重要技能奠定基础的阶段。布莱斯（英国神经生理心理学研究所联合所长）对正在经历一系列困难的小学生进行研究后发现，"较早学会走路的儿童其平衡感遥遥领先，但缺乏专注和静坐等技能"[3]。她反复强调，婴儿在 1 岁前，需要有定期待在地板上的"俯卧时间"。婴儿身体迅速发育的重要性对儿童早期教育机构的良好实践具有重要意义。由坎特伯雷基督教会大学的凯西·古奇博士和萨夏·鲍威尔博士领导的"育婴室项目"（The Babyroom Project）报告称，尽管育婴室的工作人员尽职尽责，但与其他儿童早期教育机构的员工相比，他们的资质通常较差，并且参加的培训课程也较少。有丰富专业知识的员工是托幼机构最重要的资源，认识到这一点非常重要。由英国心脏基金会制定的《英国身体活动指南（2011）》（*the UK Physical Activity Guidelines*, 2011）倡导婴儿要有无限制的地板活动和经常的俯卧时间。布莱斯对地板活动描述如下：

> 对于小宝宝来说，地板是最好的游乐场——忘记那些昂贵的玩具和设备吧，宝宝需要有机会发展自己的身体控制能力。通过俯卧时间，他们学会了仰起脖子，增强了肩部和上半身的力量。我称之为运动词汇的输入，它会支持儿童后来习得的许多功能，例如良好的姿势、平衡和手眼协调。[4]

在俯卧时间，婴儿可以学会：

- 转头和抬头
- 用手抓握
- 控制上半身
- 翻身
- 加强背部和手臂力量

总而言之，婴儿俯卧时的自由活动越多，他们的大脑就会发育得越好。

　　经常保持俯卧姿势，婴儿的身体力量和肌肉张力会获得发展，然后开始爬行。现在人们认为爬行对脑中的神经回路至关重要，特别是对四肢交叉动作的发展。手臂或腿部的每一次动作，都会向大脑的运动皮层发出信号，因此，重复这些动作的机会越多，由此而发出的信号就越多，大脑中的神经联结就会越强，活动也就变得越流畅。一些年龄大一点的小学生，正在通过重新练习这些原始动作，以此来建立他们错失的大脑神经联结。本体感受，即对自己的身体在空间位置的理解，是通过婴幼儿期地面触觉信息的输入以及每个动作产生的感觉等信息而发展起来的。因此，儿童会形成这样的意识：在地板上爬行时，他们必须协调四肢的动作，并发展对双腿、双臂、双脚和双手之间关系的理解。

　　爬行几乎调动了身体所有主要肌肉的参与，从足弓到腹部和颈部的肌肉，所有这些肌肉在身体向前移动的过程中都会用到。手臂前伸时借助了手臂、背部和胸部的肌肉力量，从而带动身体向前爬行；股四头肌、臀部和腿筋被用来完成腿部的动作。对儿童来说，这是全身的锻炼，但更重要的是，它建立了整合感觉输入的重要的神经联结。反复的爬行动作，持续为大脑提供一些人认为是最佳的综合感觉输入，并将来自触觉和本体感觉感受器、表面感受器、深度感受器和关节中的本体感觉感受器的信息同步传送到大脑。此外，大脑也在同步接收来自右臂和左腿以及左臂和右腿协调运动的信息。但是，必须注意的是，学步早的儿童可能会在以后的某个时段，重新回归到喜欢爬行，成人应该鼓励他们这样做。

爬　行

爬行通过以下几方面促进儿童的发展：

- 整合大脑两半球的运动皮层，即"身—心"连接；
- 鼓励真正的创造性，当大脑左半球（逻辑的）和右半球（整体的）被同时使用时，理解和学习就会发生；
- 加强腿部和上肢的力量，发展手眼协调能力；
- 帮助儿童理解我们的身体左右两侧对称，以及如何使用和协调两侧身体；
- 鼓励空间意识以促进运动中的平衡，如果未恰当习得空间意识，就会导致诸如动作笨拙、分辨左右方位滞后、阅读和写字时颠倒字母，以及难以完成平衡和旋转这类动作等问题。

想想刚出生的婴儿，他们还不能控制自己的动作。然而，不到一年后，许多婴儿就能开始迈出他们的第一步。这种学步的愿

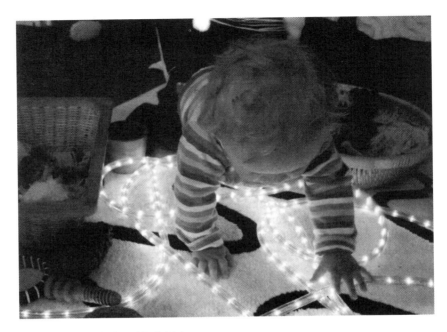

图 4.1　爬行将身心调动起来

望是与生俱来的，几乎不需要教或者训练；事实上，如果这些需求受阻，尽管成人阻止他们是出于善意，但大多数学步儿都会变得非常沮丧。想想受挫的学步儿为重新努力学步而挣脱你的手的情景。对年幼儿童来说，这是一种受意识支配的活动，需要反复训练和练习，直到动作变得连贯，并能协调平衡。通过对婴幼儿的多次观察，蒙台梭利发现他们总是在移动，用手、嘴、眼和耳，通过感觉进行探索。她所提倡的自由活动是指："能在没有人为帮助的情况下活动身体，能够根据发展的能力而活动，逐渐学会伸手够和抓握、翻身、爬行、坐起来，以及自己站起来并走路；所有动作都靠自己完成。"[5] 蒙台梭利认为，通过精心创设环境，成人可以支持儿童，帮助他们通过运动活动获得发展。她相信年幼儿童对动作的敏感性，这进一步强化了她对培养儿童独立性和自立性的重视。年幼儿童具有通过动作来学习的内在愿望，近期在脑成像和神经科学方面取得的更多新进展都明确支持这一观点。

当婴儿成长为学步儿时，他们表现出的公认的兴趣之一就是攀爬。一旦他们学会走路，就能轻松地越过玩具、家具和其他儿童，经常手里拿着或拖着很多东西，注意力也会转向房间中的其他物品。任何可以爬上去的东西，都被他们视为要被征服的对象，包括家具、自然资源以及早教机构里的员工。老师们要意识到儿童这种新发展带来的潜在危险，但是也要尽可能地发挥好它们促进儿童发展的作用。就像掌握其他所有的运动技能一样，儿童需要一遍又一遍地重复这个过程，他们常常会寻找更具挑战性的攀爬物。当然，在家庭式的儿童早期教育机构中，这就需要安装楼梯门，因为一段楼梯就能给这些小攀爬者们带来真正的危险。但是，机构的员工需要开会并讨论为儿童创设的这些环境如何发挥作用并支持儿童的发展，而不是简单地关闭它们。

每个人都需要游戏：JABADAO 的工作

　　JABADAO 是 1985 年由一些从事团体照护工作的舞者创建的。他们的服务对象包括儿童早期教育机构、学校、老年人和失智症患者。在婴幼儿的发展性运动方面，他们设计了一款游戏程序，以改变和提升早教机构工作者和家长支持年幼儿童身体发育的方式。1998 年，JABADAO 成立了一个独立的动作研究项目组，旨在寻求并检验一种有效的方式，以提升早教工作者在婴幼儿中开展运动活动的信心。与 26 家儿童早期教育机构的工作者开展的讨论表明，员工觉得他们缺乏了解婴幼儿身体发育所需的培训。现如今，该中心仍致力于增进儿童早期教育工作者、家长、儿童中心和保育员对运动与大脑发育的理解。新近的项目"爸爸，人类游戏框架"（Dad, the Human Play Frame），旨在鼓励父亲更多地参与到剧烈的运动游戏中，例如将孩子抛向空中再接住，或拉着儿童转圈。有趣的是，据报道，在该研究项目中，儿童最喜欢含有"旋转—触碰—翻滚—下落"这类动作的运动游戏，这些都是富有挑战的有趣活动，通常涉及摇摆、平衡、扭转、倾斜和转圈，有助于加强儿童尚未成熟的神经运动技能。

　　JABADAO 的工作主要包括以下方面：

- 运动不是基于表演传统，而是基于日常生活；
- 运动有助于儿童学会坦然面对自己；
- 运动是自发的、即兴的、在当下产生的；
- 重视运动带来的感受，让儿童有"做自己"的感觉；
- 支持人类按照自身生理机能发育的方式进行运动的需要；
- 以健康和嬉戏为乐；
- 作为一种集体努力，运动是由参与者创造和再创造的；
- 鼓励自发的反应（即兴的）而非经过事先练习的运动。

JABADAO 的负责人彭妮·格林兰认为，长时间把婴幼儿限制在婴儿车或座椅中是无益的。"小孩子不停地四处移动，这是因为他们正对生物驱力作出反应，这种驱力能使他们发展得更好。错过了早期的运动游戏，就像一栋房子没有地基一样，你永远不知道之后会出现怎样的裂缝和问题。"

我经常听到幼教工作者讨论自己所在机构的实践，但似乎婴幼儿在促进其身体发育的活动方面受到了一些限制；这可能是出于对安全的担心，或是因为这是机构的惯例做法。他们会走路，却要一直坐在手推车上，或者可能一整天被困在秋千、椅子或学步车里。他们的探索被限制在了较小的封闭空间。与其在婴儿发展躯干力量支撑自己之前就鼓励他们直立，或者使用学步辅助工具，还不如和婴儿一起躺下来，加入他们的爬行活动，这样可能更好。毕竟，这对你和儿童的身体都是一种锻炼！

所以，在布置空间时发挥你的创造性吧！回归童真，问问自己，环境是为谁创造的？你是否会经常为了增加乐趣、挑战和机会而改变空间布置？为儿童寻找令人兴奋的户外自然空间，让他们积极参与并投入到户外活动中去。雪莉·布莱斯·希思坚定地认为，对许多儿童来说，如今他们的童年，只不过就是一段漫长的"旁观者学习"时期。[6]她认为，现在的年幼儿童，往往是等着别人带给他们娱乐，完全错失了来自"直接体验、参与和合作"的学习经历。年幼儿童自由选择户外游戏活动的时间正在减少，这已在世界范围内引发越来越多的担忧。户外运动时间，似乎正在逐渐被令人兴奋的新兴数字娱乐所取代，一些儿童，每天花费长达 8 小时的时间做被动的观众，而不是主动的参与者。英国国家信托基金会非常关注童年的这些方面，于是在 2011 年发起了一项新倡议，旨在让英国的"棉絮儿童"到户外去活动。该运动列出的前 20 项活动，很容易改编和发展成为年幼儿童也可以参加的活动，还能为儿童提供充足的机会，去发展和完善其身体技能、想象力和创造力。这 20 项活动如下[7]：

- 爬树

- 从一个自然的大坡上翻滚下来

- 野外露营

- 建造窝巢

- 用石头打水漂

- 雨中奔跑

- 放风筝

- 用网捞鱼

- 直接从树上摘苹果吃

- 玩康克戏 *

- 打雪仗

- 在沙滩上寻宝

- 玩泥巴

- 在小溪里筑水坝

- 滑雪橇

- 玩沙子

- 赛蜗牛

- 将放倒的树干当作平衡木

---

* Conkers 译为康克戏，也译作板栗游戏，它是一种传统的英国校园游戏。在每个七叶树果的中间从上到下挖一个洞，用绳子穿过它并在下面打结。双方互相击打对方的七叶树果，击破对方的七叶树果者获胜。——编者注

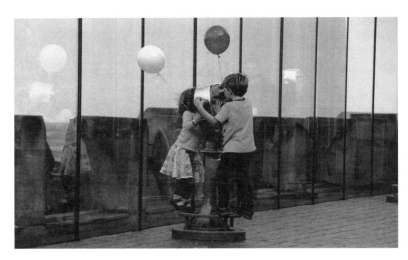

图 4.2　发展身体技能和创造力

- 荡秋千
- 做泥滑道

瑞吉欧课程

案例研究：沃克盖特早期教育中心

"视线倡议"（Sight lines Initiative）是一个在儿童早期教育领域推广具有创造性和反思性实践活动的组织。它是英国参考并与瑞吉欧幼儿园建立联系的体现。"视线倡议"与儿童早期教育机构合作创办了"活动中的创造性思维项目：死亡、恐惧和冒险"。这个简短的案例研究是一个更大项目的一部分，该项目的最大成果是举办了"实验与相遇"展览。

儿童早期教育机构中的员工观察到班级中的孩子对舞蹈感兴趣，于是开始了这场旅行。员工尽全力支持孩子们的这种兴趣，设立了一间专门的室内"舞蹈室"，融合了音乐和自然材料来刺激孩子们的运动。孩子们在房间里跳来跳去，但这种舞蹈看起来更像是为成人或其他儿童所做的表演，而不是具有表达性的动作语言。在了解了这些孩子及其兴趣之后，该机构的员工展开讨论，如果需要干预的话，何种干预是适宜的？他们想要开发孩子们天生的创造力以及富有表现力的运动，于是，他们为这些孩子提供了一次刺激的海滩之旅。在这一过程中，孩子们探索了沙滩、大海、岩石和洞穴：

> "继续往前走，我已经在洞穴里了，我想爬上那些岩石。"

之后，孩子们发现了一条死鱼和一只小鸟的爪子：

> "看，一只爪子，一只爪子！快看这只爪子。"

艾米："你摸过它吗？"（她仔细地研究着这只爪子。）

亚当："我摸过它。"

达利斯："啊，我能看见鱼的牙齿。"

所有的孩子都想摸摸这条死鱼的眼睛。

孩子们收集了各种各样的宝贝，并把它们带回了幼儿园，检查了带回来的这些"宝贝"并进行了展示。一些儿童正在围观光影桌上的东西。

亚当（正看着干枯的海藻）："它像那条鱼一样，也死了。"

孩子们把干枯的海藻浸泡在水中，观察到它又活过来了。

亚当："如果我们把这条鱼放回水里，它会活过来吗？"

后来，海滩之旅的经历激发了孩子们对运动和舞蹈的兴趣。他们随着音乐自然而然地舞动着，没有抑制，似乎像变魔法一样，从内而外地召唤着他们的舞蹈动作。这种程度的创造力需要一种特别安全的、受尊重的环境。那么，沙滩上的经历是否从根本上改变了他们的运动技能？照护这些孩子的一位员工这样说：

你会发现，孩子们的运动和沙滩之旅的经历，真的存在着某种联系。这种突然的改变富有戏剧性，那次经历之后，他们开始以完全不同的方式运动。他们真的在交谈。他们时不时地回去看看运水的沟槽，触摸里面的东西，他们所有的感觉都将他们带入了那种状态。

那种单纯的蹦跳消失了，取而代之的是惊人的表现。儿童早期教育机构的员工分析了孩子们的动作和反应，决定为他们提供近距离感受能移动的海洋生物的另一种体验。他们安排孩子们参观海洋中心，同行的还有一位能支持儿童想法的专业舞者。该中心离他们之前去过的沙滩很近，所以他们带着从幼儿园带去的一些材料又来到了那片沙滩。这一次，舞蹈揭示出孩子们对生物的想法和他们的身体之间存在强有力的联系。用红布当作火车，孩子们又重返那个之前来过并发生了许多故事的洞穴。这次仍然有奇怪的动植物，以及不安、大胆和好奇等元素。

接下来的一周，舞者与孩子们一起，从他们的沙滩经历中直接提取舞蹈动作。在此期间，舞者还穿插教给孩子们一些新的动作词汇。他们使用诸如能漂浮的方巾、有弹性的橡皮圈和大的分娩球等道具，探索了跳跃、旋转、翻滚、快速、慢速以及像雕像一样静止不动等动作。每一种动作，都能将其自身的运动品质带入孩子们的舞蹈之中。他们融合了皮影戏和各种各样的音乐，互相拍摄对方跳舞时的照片，用颜料捕捉跳舞时留下的痕迹。

该项目的最后阶段汇集了舞蹈、绘画和回忆，让孩子们回顾他们在沙滩上收集到的物品的印象，并在丝织品上画出他们自己的理解。这种创造性的、多层次的实践方法，让儿童、儿童早期教育工作者和家长不再只是专注于结果，而是作为共同的研究者，与他们一起合作。通过利用临近幼儿园的沙滩环境，激发了孩子的思考、交谈和行动，并且提供了深层学习所需的积极的身体活动。孩子们不受打扰，有时间反思和探索，他们的投入以及源源不断产生的想法，感染着每一个人。舞者和该儿童早期教育机构的员工一起实现了儿童的发展，"让身体发育先行……鼓励男孩参加消耗体力的游戏，并和他们一起想出其他的主意"。

有人会认为，把年幼儿童从儿童早期教育机构的安全环境中带出来是一件困难重重的事。我承认，这样做需要周密的组织和计划；但是，不能仅仅因为某件事做起来很难，就阻止我们去做它。与其他欧洲国家相比，英国国家儿童局等机构对现今英国婴儿的创造性体验的"丰富性"提出了质疑。政府对此已明确表态，我们不能"把我们的孩子包裹在脱脂棉中……我们应该认识到，这可能是一种非常有益的经历，让年幼儿童具备用以应对更广阔世界挑战所需的韧性、坚强和创造力"[8]。我们可以从这种创造性的例子中学到些什么？

我们将上述实践活动包含的关键信息总结如下：

- 儿童早期教育机构内部环境以及周围环境的重要性；
- 对"儿童天生的热情和好奇心能引导学习"这一观点积极认可；
- 所有学习都包含创造性元素；
- 成人需要认真对待儿童的想法；
- 儿童需要冒险和挑战；
- 留出进一步思考和讨论的时间至关重要；
- 必须支持儿童从他们的经历中获得意义；
- 鼓励儿童运用所有的感官进行深入学习；
- 作为旁观者，观察是什么吸引、激励并考验儿童；
- 当计划一个项目时，要讨论一系列的表现形式，包括图像和符号；
- 提升可能性思维（从"……是什么"到"……可能是什么"）；
- 促进儿童的想象力发展；
- 倾听并回应儿童的问题；
- 将学习过程记录下来，使其可视化；
- 允许儿童重新审视他们的想法；

● 留出足够的时间。

蒙台梭利教学法

在位于意大利北部的瑞吉欧幼儿园，蒙台梭利关于为年幼儿童创设好的环境这一理念得到了充分的体现。在这些幼儿园里，环境被认为是第三位老师。在这里，婴幼儿被视为是非常有趣的，而且拥有主导学习的潜能。这些幼儿园会为儿童提供精心规划和组织的环境，有针对性地培养那些有助于发展创造力和批判性思维的素质。这种对环境的强调，被蒙特梭利称为对儿童的"召唤"，即积极鼓励儿童的兴趣和参与。儿童早期教育工作者是学习环境的一部分，正如我们有责任为孩子们提供美妙的视觉、触觉、听觉、味觉和嗅觉体验一样，我们也有责任为他们提供丰富的活动体验。牛津大学的苏珊·格林菲尔德认为，与其他物种的脑相比，人类的脑具有高度的反应性和可塑性。她将环境描述为一切的关键。因此，对于任何一个从事幼教工作的人来说，了解婴幼儿的脑是多么敏感，以及如何通过环境的潜力来塑造和改变它们，这是极其重要的。

挑战和困境

审慎考量运动游戏在年幼儿童的日常生活中所占的比重。研究表明，运动能促进儿童的身体和大脑发育。如果我们在儿童期错过了运动游戏，那么它会对我们今后的一生产生非常不利的影响。想一想儿童在挑战、机会和身体方面的需要。从儿童的视角审视你们所处的空间，并考虑以下问题：

- 是否有足够的空间让儿童一整天都能自由活动？

- 是否有将活动与音乐、灯光或水联系起来的活动区？

- 在室内和户外，有条件让儿童创设自己的环境吗？

- 你是否鼓励婴儿拥有定期的俯卧时间，以及参加有爬行动作的游戏？

- 婴儿能否爬越不同的表面？

- 年幼儿童是否定期有机会脱掉袜子和鞋子，去感受脚下的大自然？

- 你是否计划过鼓励儿童创造性地利用全身的活动？

- 家具和设备能否随着儿童身体技能的发展而移动和重新布置？你们能否为儿童创设一些跨越障碍的训练场，并把物品从室内拿到室外？

- 你们是否鼓励儿童接受诸如上下台阶、楼梯和斜坡等挑战？

- 儿童能否使用真正的工具，以便熟练掌握、控制和独立使用它们？

- 你们的户外空间有挖掘区吗？

- 儿童能否安全地在轮胎、绳索或树上来回荡秋千？

- 对于快到 3 岁的儿童，你们是否为其提供了可以尽"最大努力"来发展耐力的机会，例如走很长一段路？

- 儿童总是按年龄分班吗？或者他们能和年龄大一点的儿童一起活动吗？

- 你们考虑过把环境布置得像商店的橱窗那样吗？也就是说，让它具有丰富的可能性？

- 是否经常用环境刺激和零散部件来挑战儿童的思维？（零散部件是指除玩具之外的东西，例如碎片、脚手架、排水沟和管子。用这些东西鼓励儿童思考并激发兴趣。）

- 有哪些机会发展儿童的平衡能力和协调性？

- 你们是否鼓励儿童帮成人完成诸如清洗餐具、扫地等日常事务？

- 你们如何为活动受限的儿童创设环境？

- 婴幼儿被限制在座椅、婴儿车和学步车中的时间有多长？

- 你们的环境适合儿童休息和放松吗？

- 婴幼儿能安全地在户外睡觉吗？

参考文献

1. M. McMillan. *The Nursery School*. London: J. M. Dent and Sons, 1930.

2. S. G. Blythe. *Attention, Balance and Coordination: the A, B, C of Learning Success*. Chichester: Wiley-Blackwell, 2009.

3. S. G. Blythe. *What Babies and Children REALLY Need*. Stroud: Hawthorn Press, 2008.

4. S. G. Blythe. *What Babies and Children REALLY Need*. Stroud: Hawthorn Press, 2008.

5. M. Montessori. *The Absorbent Mind*. Adyar, India: the Theosophical Publishing House.

6. S. B. Heath. *Play in Nature: the Foundation of Creative Thinking*, ch.11. Born Creative, DEMOS, 2010.

7. 50things@nationaltrust.org.uk.

8. T. Loughton, S. Teather. *Creating the Conditions: Trusted Professional and Targeted Resources for Creativity in the Early Years*, ch.3. Born Creative, DEMOS, 2010.

孩子会穿过大雨

去懂世间的道理

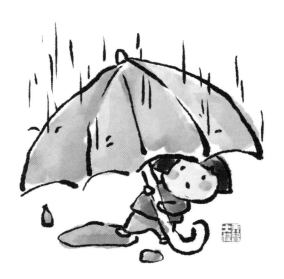

第 **5** 章

培养发展中的能力

　　运动对儿童的健康、教育和福祉越来越重要。然而，父母和儿童教育从业者被灌输了错误的观念：认为心智和身体是分开的，且心智的功能优于身体的机能。

　　我们这个时代犯的一大错误就是，认为身体的运动本身是一种远离高级功能的东西。我们认为肌肉只是对身体健康有用的器官。我们"锻炼"或做操，让自己保持"健康"，以便更好地呼吸、吃饭或睡觉。学校也接受了这个错误的认识……然而，总是把心智作为一方面来考虑，把身体作为另一方面来考虑，势必打破两者之间应有的连续性。[1]

　　我们中那些与年幼儿童及其家庭有密切联系的从业者一般都明白，运动对儿童的健康、教育和福祉越来越重要。然而，父母和儿童早期教育工业者被灌输了错误的观念：认为心智和身体是分开的，且心智的功能优于身体的机能。这并不奇怪！许多人认为，儿童会按部就班地获得并完善运动技能，例如走路、奔跑和平衡的能力；而且还认为，对所有儿童来说，这是一个自然成熟的过程。这种观念在很大程度上是正确的，但这只是该过程中的一部分。许多儿童在进入义务教育阶段时，还不具备该年龄段应有的充分发展的身体技能。这可以从他们在平衡、协调、精细运动技能、注意力集中以及身体姿势等方面不同程度存在着困难中看出来。宝宝出生时就出现的最初的原始反射（下文将详细讨论），需要在出生后的第一年逐步一一被抑制，以便能在儿童 3 岁半时改变为更成熟的姿势反射。儿童缺少必要的运动体验，可能会造成负面影响，导致神经—运动技能发育不成熟，进而可能导致他们在学校生活中遇到重大的困难，出现学业水平低下等情况。因此，重要的是，儿童早期教育工作者要对这些反射有基本的了解，从而才能为之提供最佳的环境，以便更好地支持儿童成长过程中的身体发育。

始于出生的发展：原始反射

身体发育从一出生就开始了，所有人类与生俱来的原始反射逐渐受到抑制。为了实现进一步的发展，大脑需要接管这些功能，因此反射就变成了一种脑功能，而不再是反射，这就是抑制。在宝宝出生时或出生后不久，儿科保健医生会对宝宝的这些反射进行检查，它们是健康发育的指标；但是，随着宝宝不断成长与发展，正是对这些反射的抑制，才使得与他们的大运动和精细运动技能相关的新的身体技能得以逐步发展，这些技能包括爬行、学步、平衡、协调和沟通等。留存一种或多种原始反射的儿童会出现一些发育迟滞和障碍。这些就是原始反射，以及它们又是如何对身体发育造成的影响。

莫罗反射

莫罗反射（Moro reflex），又称惊跳反射，在婴儿出生时就表现出来了，通常在婴儿2~4个月大时得到抑制。这种反射是婴儿对潜在危险作出的反应，例如下坠或者听到巨大的噪音。莫罗反射被婴儿体验为一种身体压力，并且会触发大脑中化学物质，例如肾上腺素和皮质醇的释放。想象一下，把一个非常小的宝宝抛向空中，然后用像接住年龄稍大点的学步儿一样的方式来接住他们：与学步儿发出快乐的尖叫声不同，小婴儿会惊恐地尖叫。当婴儿的头部轻轻后仰时，由此导致的哭泣和四肢的动作表明他们的发育很健康，特别是与脊柱有关的发育。然而，如果这种反

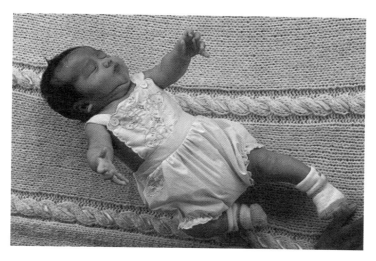

图 5.1　莫罗反射

射被留存，即使只是部分留存，婴儿都会对光线、声音和运动过度敏感并作出反应，还可能会出现极端的情况。在这些儿童今后的童年时光中，他们会表现出不喜欢打闹游戏，常常是做旁观者而不加入其中，对吹在脸上的风或落在脸上的雨很敏感，对声音、光线和质地高度敏感。

抓握反射

抓握反射（grasping reflex）的发展和抑制的时间与莫罗反射

几乎一致。抓握反射可分为手掌反射、足底反射、觅食反射和婴儿吮吸反射。同样，它们与婴儿的生存和哺乳需要有关。

手掌反射

宝宝出生时，手掌反射（palmar reflex）是显而易见的。当你把任何东西放在刚出生不久的宝宝的手掌上时，他们的小手会自动地抓握。这种反应性的动作以及连同拇指一起的手指抓握都很有力量，会抓握一段时间才放开。

足底反射

足底反射（plantar reflex）在本质上与手掌反射是非常相似的反应，只不过表现在宝宝的脚上。任何作用于足部的刺激都会导致宝宝脚趾蜷曲和足弓弯曲，使脚后跟朝向脚掌。

觅食反射

在非常小的宝宝身上就可以看到觅食反射（rooting reflex），他们会对作用于脸颊的刺激作出反应，将头部转向他们认为是食物源的地方，并自动寻找乳头。婴儿的吮吸反射与宝宝对营养的需求有关，是嘴前部的吮吸反应，包括唇部、下巴和舌头。这与成人的吮吸反应完全不同，成人的吮吸反应包括舌头抵着口腔后部的上颚移动。

如果这些原始的抓握反射在婴儿期未能得到充分的抑制，会导致婴儿出现以下困难：

- 吃饭时不能很好地控制餐具，导致进餐时长时间脏乱；
- 偏好吮吸食物而不是咀嚼食物，对唾液的控制力较差，流过多的口水；
- 嘴里和嘴部周围很敏感，可能会过分挑食；
- 不能很好地控制嘴进行说话，可能需要寻求语言治疗；
- 跑的技能偏弱，更容易绊倒和摔倒；
- 精细动作控制方面明显存在某些困难，用拇指和食指抓握也存在困难；
- 控制小便有困难。

非对称强直性颈反射

非对称强直性颈反射（asymmetrical tonic neck reflex）作为一种原始反射，其功能是减缓并辅助分娩过程，启动婴儿外围肢体的运动和开始手眼协调。它由内耳迷路激活，导致肢体对头部的运动作出不对称的运动反应。这种反射通常在婴儿约 6 个月大时被抑制，以便发展婴儿对远距离物体的聚焦能力。但是，当婴儿开始翻身时，这种反射就很明显了，这时会看到婴儿将注意力集中在近处和远处的物体上。正是这种原始反射使人类能够做出交替运动，这对于爬行以及后来需要腿和胳膊交替运动的步行是必不可少的。如果非对称强直性颈反射没有被完全抑制，儿童可能会表现出：

- 书写能力差，在抄写方面存在困难，握笔太紧，在长时间的书写过程中会出现手部痉挛。
- 阅读或眼睛追随一行文字时存在困难，经常不知道读到一页的什么位置。可能会出现字母和数字的颠倒，以及对左右方位分辨较差的情况。
- 手眼协调性差，在平衡方面存在困难。

紧张性迷路反射

宝宝一出生就具有了紧张性迷路反射（tonic labyrinthine reflex），该反射与宝宝头部的前倾和后仰有关。它与莫罗反射密

切相关，这两种反射都起源于前庭器官，由头部运动激活（见第
8 章）。当宝宝俯卧时，这种反射就会出现。宝宝会自动采用蜷
缩的姿势。或者当宝宝的头部向后仰时，后背和四肢的肌肉收缩，
导致宝宝的手臂和双腿伸展，同时背部拱起。通常在宝宝 4 个月
大时，紧张性迷路反射会被抑制，任何保留的反射都可能导致他
们出现晕动病、空间问题、姿势和肌张力较差、排序技能差、一
系列的视觉感知困难和时间感较差等问题。在身体发育方面，这
些儿童可能不喜欢把自己的手臂放在头上方，讨厌转弯或攀爬绳
索，可能会有些恐高以及存在感知困难，经常撞到或打翻一些
东西。

对称强直性颈反射

对称强直性颈反射（symmetrical tonic neck reflex，又称屈伸
运动）在婴儿 6 个月大时被抑制。对称强直性颈反射先于爬行能
力出现，并且这种反射使婴儿能够借助膝盖移动，采用或爬或站
的姿势。在这个阶段，这种反射允许婴儿的眼睛做出由近及远的
视线调整，因为他们的眼睛可以往下看向地板，或向上仰望游戏
空间。同样，对这种反射的不完全抑制，会对婴儿的姿势和手眼
协调性产生负面影响。

所有感觉的发展

　　在《感觉整合与儿童》一书中，吉恩·艾尔斯把身体活动对于儿童的重要性描述为"大脑的食物"[2]。她坚持认为，是我们的感官为我们提供了所需的知识，用以了解和指导我们的身体和大脑；然而，必须组织和理解这些信息的是大脑。尽管我们都很熟悉味觉、视觉、嗅觉、听觉和触觉，但我们中的许多人，其实并没有意识到那些与运动、重力和身体姿势有关的其他感觉的重要性。

　　虽然人类的发展丰富多样，而且异常复杂，但婴儿和儿童的运动发展的顺序却遵循相似的模式；不过，不同个体在成长速度上存在差异。这种成长速度取决于基因和环境刺激复杂的相互作用。从一系列学科中得出的证据表明，满足年幼儿童的发展需要，既是为其终身的身心健康奠定坚实基础，也是为其未来的学业成功做好准备。[3]有人将儿童早期的发展过程中的健康和身体技能比喻为火箭发射，认为火箭升空后出现的任何一个小困难，都可能会对其最终的运动轨迹产生最重大的影响。[4]

儿童早期发展的里程碑

修订新版《英国国家早期教育纲要》时，依据的文献主要来自莫德、钱伯斯和萨格登的重要著作。他们概述了确定婴儿身体发育顺序的两个关键过程。[5] 第一个发育过程是"头尾"发育，被描述为"自上而下"的发育，即从头到脚的发育过程。随着婴儿逐渐发展出对自己身体的部分控制能力，我们可以观察到这个过程：首先是头部的运动，然后随着原始反射被抑制，婴儿先是学会控制他们的手臂，之后才是控制他们的腿部。婴儿借助支撑坐着，进而可以做些手部活动，如摆弄有趣的篮子或宝物盒，这个过程会促进他们的手眼协调能力、平衡力和视觉感知能力的发展。

婴儿的身体发育非常迅速，几乎每周都会发生变化，从最初只能无助地躺着，发展到逐渐会翻身、坐起、爬行、站立，再到最后会行走。由莫德、钱伯斯和萨格登提出的第二个发育过程是"近远"发育，文献中被描述为"从身体中心向外围的发展。这与中枢神经系统的发育及其与身体中心部位的主要器官的关系有关"。这种渐进的动作发展表现为，从婴儿早期看似很随意的手臂和腿部的摆动，到后来控制肩膀、膝盖、肘部、手、脚和手指的使用。

在儿童早期教育机构中，进餐时间为发展婴幼儿的运动技能提供了很好的机会，也是观察那些还留存一些原始反射的儿童表现出任何困难的好时机。吉尔·拉普利[6]最近的研究表明，婴儿大约在 6 个月大时就会伸手去够食物了，这与现在儿科保健医根据世界卫生组织的指导方针推荐的时间很接近。此后，这种由婴儿主导的断奶行为减少了婴儿对糊状食物的需求，婴儿开始接受天然食物。以这种方式开始吃一些手指食物，不仅有助于加强婴儿的手眼协调性，而且还能促进他们的嘴部、唇部和下巴的肌肉发展。[7]

婴幼儿发展到能用碗和勺子吃饭，这为他们提供了进一步发展身体技能的机会。年幼儿童除了需要协调手和嘴的动作，还必须使用复杂的身体控制，先用勺子收集一些食物，然后小心地保持勺子的平衡，将勺子从碗里送到嘴边。这些动作的完成，除了需要辨别力外，还需要专注、上半身力量、姿势、协调能力和运动技能，即儿童能熟练自如地判断距离，具备了利用肘关节调整胳膊位置的能力。对年幼儿童来说，不管这件事多么具有挑战性，多么难以应付，他们都有动力去不断尝试。支持年幼儿童并培养这些关键体验，这是我们成人的责任，我们不应简单地将此视为只是需要仓促完成的日常琐事。

身体发育作为学习的基本领域的重要性

在新版的《英国国家早期教育纲要》中，一个重要变化是区分了学习的基本领域和特定领域。本书关注的三个基本发展领域包括：个性、社会性和情绪的发展，身体的发育，沟通和语言的发展。对这三个基本领域的关注，促使每位儿童早期教育工作者反思关于儿童发展的现有知识，并就我们为年幼儿童提供的机会提出问题并展开讨论。为年幼儿童提供好的发展开端，可以增强他们在之后人生中取得良好发展的可能性。反之，发展基础欠佳或薄弱，以后出现困难的风险就会显著增加，这可能尤为重要。[8] 在入学准备方面，处于早期教育阶段的年幼儿童每天都需要机会来发展他们的整个身体。这些经验对于发展他们的核心力量是必不可少的，而核心力量反过来又支持大脑和中枢神经系统的发育。

新版的《英国国家早期教育纲要》框架为儿童早期教育工作者提供了机会，去审视自己目前对儿童发展的理解水平以及对相关知识的掌握程度。目前对学习的基本领域和特定领域的区分应该会引发热烈的讨论，因为老师们会聚在一起计划、实施这一做法，并讨论其对当前教育实践的影响。蒂克尔在其独立报告《生命、健康和学习的基础》[9] 中指出，《英国国家早期教育纲要》的框架中阐述了学习的基本领域和特定领域之间的三个关键区别。首先，她承认基本领域具有时间敏感性，这一观点在蒙台梭利博士的工作中就已经有所体现，她将儿童早期阶段描述为发展的"关键期"。因此，如果这些领域在儿童 5 岁时还没有牢固地建立起来，就可能会阻碍儿童的发展，致使他们在以后的人生中更难获得这些技能。其次，蒂克尔还认为基本领域具有普遍性，因为它们在各种社会文化背景中都是学习必不可少的组成部分。最后，人们认识到，基本领域为所有其他的学习领域提供了背景，因此，在计划活动或作出一些改变时，基本领域都应被优先考虑。

在 2~5 岁之间，年幼儿童开始发展精细运动技能。让儿童有足够的时间自己穿衣服，逐渐学习诸如扣扣子、穿鞋以及开始在餐桌上使用餐具等技能，这些都会使精细肌肉运动技能得到加强。然而，这些技能和其他技能一样，需要大量的练习，成人要在场给予支持和帮助，但也要促进儿童自主感的发展。我们为幼儿做的事情越多，事实上就会越加抑制他们自我发展的能力。蒙台梭利在一百多年前就意识到了这一点，并且为幼儿研发了设备、工具和资源，旨在提升他们的独立性、自主性和实际生活技能。用于发展实际生活技能的活动包含很强的精细运动成分，这对发展和拓展婴幼儿的精细运动能力以及认知发展是极为有用的。这些活动提升了婴幼儿往有趣的真实物品中倒水，以及折叠、美化

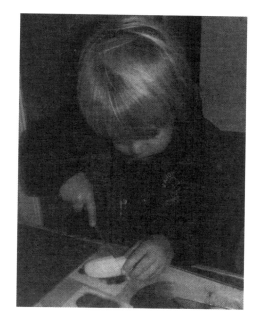

图 5.2　实践生活技能

和操控一些物品的技能，这些物品包括带钥匙的挂锁、螺母和螺栓、带盖的盒子、带螺旋盖的罐子、不同种类的门锁和可用工具拆卸的螺栓。[10]

英国国家运动、学习和健康中心的主管佩妮·格林兰提醒我们：

> 学习并不是按层次分明的阶段有条不紊地发生的，
> 虽然我们会走路了，但并不意味着我们不再需要花时间

在地板上翻滚、爬行和趴着玩耍……即使成人给予儿童多多的鼓励，他们仍可能会在教科书规定的发展时间错过某些领域的发展；但是之后，他们还会再折返回去，完成这些发展……儿童做任何事情，都需要全身投入。这并不是顽皮或任性，而是他们身体的需要。[11]

"找到他们的脚"：适应新环境

钱伯斯和萨格登认为，对于年幼儿童来说，学步过程在 2 岁后变得更加自然，建议给孩子机会，让他们以不同的步速在不同的地面上行走，包括斜坡和不平坦的地面。我对童年特别清晰的记忆之一，就是退潮后走在沙滩上留下的"沙脊"般的感觉。这是由大海创造的自然轮廓，只存在于离海岸最近的潮湿沙滩上。自然的户外空间为婴幼儿提供了丰富的不同体验。想想走在以下地形的表面或在其中穿行时其物理属性的差异以及儿童的感官体验：

长草坪 / 湿草坪 / 修剪过的草坪 / 稻草 / 水坑沙丘 / 湿沙 / 岩石上的小水坑 / 海岸边

木屑 / 砾石 / 用石子铺的路面 / 硌脚的鹅卵石 / 石板 / 瓷砖 / 木板 / 林地 / 泥地

　　这些环境的变化，会使儿童开始改变他们的行走方式，强化了他们的腿部肌肉并学会使用脚的不同部位。早期教育工作者可以鼓励儿童做踮脚、跺脚的动作，倒着走或踏步走。借助乐器、鼓点或乐曲，鼓励儿童随着节拍行走，这又增加了额外的维度。随着婴幼儿走路变得越来越自动化，他们不再需要思考每个动作，动作变得越来越稳定，然后，他们便表现出慢慢可以应对多重任务的能力，能够携带或移动物体。就像成人学开车一样，一旦掌握了开车的技能，开车的过程就变得自动化了。你开车上班时，就可以边开车，边在脑中计划晚餐或思考即将召开的会议了。

　　在学龄前阶段，另一个重要发展是年幼儿童学习跑的能力。钱伯斯和萨格登[12]指出，年幼儿童大约在 18 个月大时开始学习跑，而且大多数年幼儿童在 2 岁时就可以到处跑了。他们认为，力量和平衡是奔跑必不可少的组成部分，因为奔跑需要双腿同时离地，儿童必须在每跑一步后恢复身体平衡。不过，到 4 岁时，大多数儿童能自信地在其他儿童身边穿插跑或绕着他们跑，参加包含规则和复杂动作的谈判游戏。

游戏的身体模式

通过完成对身体和心理具有挑战性的任务，儿童的学习效果达到最佳。主动学习涉及吸引儿童持续投入的其他人、事物、观点和事件。[13]

《英国国家早期教育纲要实践指南》阐明了图式或游戏模式与儿童发展之间的联系，并建议儿童早期教育工作者应该"在儿童探索特定的思维或动作模式时给予鼓励，这些模式有时被称作图式"[14]。当幼儿在游戏中遵循这些行为模式时，同样的行为往往会引发更有趣、更有吸引力的活动计划。许多公认的图式涉及身体技能，如跳跃、投掷、移动和运送。通过把这些兴趣融入日常经验，优秀的早教工作者将发现重复的发展机会，并将其纳入他们的计划。事实上，《英国国家早期教育纲要》提醒早教工作者，对儿童行为的日常观察，的确能为活动计划和活动准备提供最重要的信息："几周前写好的计划，不可能包括儿童用最喜欢的蓝桶运送小物品的兴趣。"因此，早教工作者需要对儿童的图式化兴趣有所了解。

关于游戏模式的两个观察个案

对丹尼尔（14 个月大）和杰克（36 个月大）定期进行观察后发现，他们有明显的轨迹图式。

> 丹尼尔非常活跃，最近他经常扔东西玩。他的主要照护者也注意到，在花园活动时，他被花园墙砖之间接缝处的水泥直线吸引住了。当有人给他提供水和画笔时，他尝试着画砖墙上的水平线。从滑梯上往下滑的动作似乎也让他着迷，他会一遍又一遍地重复该动作，兴奋地跑回滑梯台阶处并再次爬上滑梯。

> 杰克也很活泼，尤其喜欢在攀爬架上不停地爬上爬下。他经常打扮成一个超级英雄，从攀爬架顶端往下跳，或者将排水槽和水管从攀爬架顶端顺着攀爬架平衡摆放，以便能够将他收集的无数超级英雄动作玩偶挂上或玩具车贴画贴上。他表现得相当敏捷，似乎对速度和高度尤其感兴趣。

虽然两个孩子都表现出了轨迹图式，但是他们年龄不同，与之相应的理解能力也就不同，从而导致他们的学习机会也有差异，这些机会均得到了同样的支持与拓展。丹尼尔正在探索对上下方位的理解，而杰克则正在思考和学习距离、速度和高度的知识，水平领先于丹尼尔。

知识渊博的早教工作者通过观察儿童的行为，进而着手计划下一步应该为孩子提供的机会：

- 探索包含有目的地扔东西的户外运动和游戏，例如撞柱游戏、滚球游戏和沙包游戏；
- 鼓励儿童移动身体，跨过、钻过、绕过或穿过各种物体，诸如轮胎、木板、原木和攀网之类的废旧物品；
- 调查社区内其他的资源和设备：附近的公园里可能会有蹦床、秋千和大滑梯等；
- 与家长讨论孩子的兴趣和行为模式，以便家长能在家中支持并理解儿童的兴趣。

艾米和克里斯托弗的年龄稍大，分别为 48 个月和 36 个月。他们都痴迷于那些能连接在一起的东西。观察者经常可以看到艾米在手工桌前，用细绳、透明胶带和订书机来创作各种东西。当她把各种各样不同的物品和材料连接在一起时，她会被发生的这一切所吸引，其中包括用绑在很多把椅子间的绳子组成的巨大"蜘蛛网"。

经常可以看到克里斯托弗在户外活动，忙着搬运槽管、厚木板和管子，将这些东西连接起来构成复杂的结构。他也对沙坑中的滑轮很感兴趣。经常可以看到他向自己搭的结构中注水，不断去接水来测试他搭的那些结构。他的游戏行为显示出一系列行为图式，也显示了他对科学、因果关系以及逻辑思维的兴趣。

这两个孩子都参加了森林学校的常规课程，他们的想法也得到了拓展，这些想法建立的基础是他们对连接物品的兴趣。

早教机构的工作者除了创设机会，让孩子们与他人建立关系外，还为他们创设了发展身体技能的机会。他们正在开展团队游戏，其中包括问题解决的活动。活动中，孩子们需要团结协作越过沟渠或小溪。游戏包括使用大的零散部件（如轮胎、厚木板和绳索）来搭建一座桥，以便让小朋友们安全通过。诸如此类的计划活动让孩子们巩固了知识和概念、检验了理论，并学会以新的方式安全地使用更大的工具和更多的资源。重要的是要认识到，早教机构的工作者在为儿童创设学习环境中起着关键的作用，这样的环境要能包含丰富的资源和材料、有目的地支持儿童发展自己的想法，从而与孩子们一起"搭建脚手架"并拓展他们的学习。

本章探讨了《英国国家早期教育纲要》的要求，目前，该要求关注三个基本学习和发展领域的重要性。通过日常常规和计划活动支持孩子，这些活动要符合他们的兴趣并促进独立性发展，从而形成充满活力的游戏环境，为他们的身体发育提供多种机会。随着人们对幼儿健康和身体能力的再度关注，儿童早期教育工作者必须重新思考他们的实践，反思他们当前对幼儿健康和身体能力的理解，以便更好地支持儿童。正如莫迪和赫斯 60 年前所说：

> 体育关乎的是培养对自我、影响运动的环境及社会因素的理解，以及身体活动如何有益于个体身心健康的认识。[15]

挑战和困境

- 儿童的游戏模式如何促使早教工作者为其制订身体发育计划？

- 在室内，你可以提供多大的开放空间让年幼儿童自由活动？你是否会移走一些家具或资源来创设更大的空间？

- 学会走路后，一群幼儿可以到有各种地形的自然环境中游玩吗？记住，这些机会随天气的变化而变化。

- 有没有户外空间，可以让儿童做跑跑停停的跑步游戏？对于年幼儿童来说，学会如何在跑动中停下来，与拥有自由奔跑的自主权和空间同样重要。

- 如何与家长分享关于身体发育重要性的关键信息？你能让家长参与更多的与健康尤其是与运动有关的讨论吗？

- 在改善儿童身体发育和健康方面，当地其他专业人士或组织能为你所在的儿童早教机构提供哪些支持或帮助？

参考文献

1. M. Montessori. *The Absorbent Mind*. Adyar, India: the Theosophical Publishing House.

2. J. Ayres. *Sensory Integration and the Child: Understanding Hidden Sensory Challenges*. Western Psychological Services, 2005.

3. J. P. Shonkoff, W. T. Boyce and B. S. McEwen. Neuroscience, Molecular Biology and the Childhood Roots of Health Disparities: Building a New Framework for Health Promotion and Disease Prevention. JAMA, 2009(301), pp. 2252-2259.

4. *The Foundations of Lifelong Health are Built in Early Childhood*. Centre for the Developing Child, Harvard University, 2010.

5. M. Evangelou et al. *Early Years Learning and Development Literature Review*. DfES, 2009. The Physical Development Section of the Review Draws Heavily on the Work of Maude, Chambers and Sugden.

6. G. Rapley and T. Murkett. *Baby Led Weaning: Helping Your Baby to Love Good Food*. Vermillion, 2008.

7. World Health Organisation (WHO), *Global Strategy for Infant and Young Child Feeding*.

8. HM Government. *Maternity and Early Years: Making a Good Start to Family Life*. London: DfE, DH, 2010.

9. C. Tickell. *The Early Years: Foundations for Life, Health and Learning*. An Independent Report on the Early Years Foundation Stage to Her Majesty's Government. 2011.

10. M. Montessori. *The Absorbent Mind*. Adyar, India: the Theosophical Publishing House.

11. M. E. Chambers and D. A. Sugden. *Early Years Movement Skills: Descrition, Diagnosis and Intervention*. London: Whurr, 2006.

12. M. E. Chambers and D. A. Sugden. *Early Years Movement Skills: Descrition, Diagnosis and Intervention*. London: Whurr, 2006.

13. EYFS card, Active Learning 4.2. GB, DCSF, EYFS, Learning and Developing, 2008, 4(2).

14. Practice Guidance for EYFS, 2008, p. 79.

15. Mordy and Hess as cited in K. Mathieson. Hand in Hand: Physical and Behavioral Development. *Early Education*, Summer 2012, p. 67.

第 **6** 章

家园共育

《英国国家早期教育纲要》强调了儿童早期教育工作者与婴幼儿家庭紧密协作的重要性，以支持儿童充分发挥其潜力。

　　无论他们的专长是什么，儿童早期教育工作者都有一个共同的使命，即与儿童的家庭合作，共同促进儿童的健康成长和发展。要实现这一目标，就需要来自卫生、幼教和社会保健等领域里的那些积极、合格且自信的领导者和专业人士通力合作。[1]

　　在幼教领域工作已近三十年，这对我来说是一件幸事。在这段快速变化的日子里，我亲眼见证了知识渊博的幼教工作者在许多儿童早教机构和照护中心都作出了卓越的贡献。同样，为人父母也总是充满挑战。我清楚地记得自己成为母亲的经历，突然之间对这个新生命有了责任。在一大家子人的支持下，我很快懂得了女儿的哪一种哭声意味着她饿了，知道她喜欢不穿纸尿裤在垫子上蹬腿。我成了儿童诊所和幼儿养育群体的常客，结交了许多新朋友，她们成了我的"参谋"，给予我支持和指导，回答我有关母乳喂养、断奶、睡眠、学步，以及我因女儿话少而焦虑等各种问题。正如我现在才明白的，正是这种"学习者共同体"围绕养育问题进行的讨论、反思和假设，支持了我当时在儿童发展方面生发出来的新兴趣。

我相信现在很多父母都和我一样，有兴趣和愿望去了解自己的孩子，为他们提供最好的成长机会。然而，儿童的家庭普遍正面临着与日俱增的压力，孩子的到来给父母带来了巨大的责任和不断的变化，导致父母常常因此感到手足无措或不堪重负。我们必须记住，迄今为止，父母、照护者和其他家庭成员对孩子都有着最大的影响。那些在儿童的学习中扮演支持者角色的家庭成员，都会对儿童的健康、学业成就和行为发挥巨大的作用。1994年，克里斯托弗·鲍尔爵士在《正确的人生开端》报告中着重强调了这一点：

> 父母是孩子生命中最重要的人。孩子从父母身上学到的最多，尤其是在最初的岁月里……父母和幼儿园之间的联系越紧密，孩子的学习效果就变得越好。[2]

自上而下的观点

英国政府已明确表示，婴幼儿及其家庭接触到的所有服务机构必须了解如何为广义上的儿童发展提供最好的支持。作为儿童早期教育工作者，我们有责任把工作重心放在我们所服务的儿童家庭及其父母身上。《英国国家早期教育纲要》再次强调了与婴幼儿家庭紧密协作的重要性，以支持儿童充分发挥其潜力。卫生保健与托幼服务机构之间应建立更紧密的新型伙伴关系，有助于更好地协作。迈克尔·马尔莫教授针对健康不平等问题的综述表明，现在优先考虑的应是婴幼儿的健康问题。他坚持认为，为每个儿童提供最好的人生开端，已被视为减少个体一生健康不平等问题的关键。他这样阐述自己的观点："个体发展的几乎每个方面——身体、智力和情绪——的基础都是在儿童早期奠定的。"[3]

健康的儿童，健康的生活

本章将特别关注有关改善幼教实践以及与家长建立合作关系的案例研究。每个案例都旨在提高婴幼儿的活动水平，但是单独来看，这些案例展示了在日常活动中如何增进健康饮食、提高幸福感和参与度等方面的知识，以及如何明确与婴幼儿家长建立牢固的伙伴关系的机会。这些案例研究涉及一系列不同类型的儿童早期教育机构，这些机构中的工作人员都知道，自己需要加倍努力，以加深对健康、运动和身体发育的理解。

　　第一个案例研究是由一个流动幼儿园发起的小菜园项目。请注意，这里的流动幼儿园是指没有自己专属的教学楼，在诸如教堂大厅或社区中心等社区空间里运营的幼儿园，每天必须把所有物品打包收起，第二天早上再重新拿出布置环境。这个项目背后的驱动力是希望让儿童更多进行户外活动，并在空间受限的情况下（诸如某建筑物的大厅）改善他们的身体和感官体验。报告中提到的这些改善，使得儿童、家庭和幼儿园工作人员在多方面受益，他们不仅获得了关于新鲜水果和蔬菜方面的新知识，提升了幸福感，促进了身体健康，还强化了幼儿园、儿童家庭和社区之间的联系。小菜园项目中有挖掘、种植和浇水等这样的活动，通常更活泼，更能锻炼身体，可以发展儿童的大肌肉动作技能；但其他的任务，诸如将西红柿蔓绑在藤条上，则有助于发展儿童的精细动作技能。儿童的家长从项目开始时就加入，现在他们定期在周末照看小菜园：浇水、采摘，并单纯地享受认识其他人、结识新朋友的时光。这片地里种植的所有水果、蔬菜和鲜花都低价卖给这些家庭，孩子们尝试新食物的热情高涨。最重要的是，该活动为儿童建立了可能持续一生的生活模式，艾伦·蒂奇马什强有力地论述了这一点：

　　学校从来不是我最喜欢的地方。我在学业上有点儿晚成，所以我的兴趣是逃离课堂，在教室外游走和成长。幸运的是，我无意中发现了园艺这个神奇的世界。从祖父把我带到他的小菜园的那一刻起，我一生都痴迷于此。观察植物的生长过程，弄脏双手，这些都能给我带给乐趣，也让我学到很多东西。这也发挥了我的优势，那就

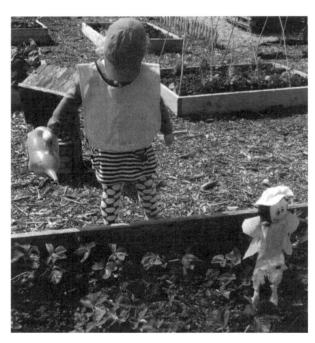

图 6.1　建立生活模式

是决心、专注力，还有动手能力。回首往事，我从祖父小菜园里所学到的，为我以后的生活奠定了基础。[4]

父母对学校生活的积极参与，正是瑞吉欧教育经验的重要组成部分。家庭成员要积极参与儿童早期教育机构的聚会、会议、庆祝活动和一些重要事件。父母之所以愿意成为学校的一部分，不仅是因为他们可以从老师那里得到关于自己孩子情况的反馈，而且还因为他们参与了学校工作和教育方法的决策。

在流动幼儿园发展儿童的户外活动体验：领导者的故事

小叮当幼儿园是一家流动幼儿园，为老师和孩子们带来了一些挑战，其中之一是户外活动。我们很幸运有一个大的户外空间；然而，我们在花园里能做的却很有限：我们不能留下任何设备，也不被允许有固定的地方来挖坑，玩沙子和水。孩子们需要有许多户外活动的机会，我们想给他们提供机会去挖坑、探索以及种植水果和蔬菜。起初，我们购买了小花盆，先从种植草莓和菜豆开始。孩子们能够照料这些植物，观察它们的生长，并看护这些他们引以为豪的植物。然而不久，我们就收到了来自村政厅委员会的一封信。信里解释说，出于健康和安全的考虑，要求我们必须把所有的花盆搬走。于是，我们的旅程就这样开始了，并且我们一直坚持下去，没有回头。

我在村里看到一则关于新菜园的告示，这家菜园就在离我们幼儿园步行 10 分钟的地方，于是我决定在申请人名单上登记。令人难以置信的是，几周之内我们就分到了一块大的菜地。孩子们积极地参与了建设菜园的各项活动。从一开始，我们就邀请孩子和家长们来参加菜园建设的讨论，大家各抒己见，描绘并画出他们想要看到的景象。家长们也看到了这个活动的益处，并开始募集资金，以便我们可以购买遮阳棚和一些园艺工具。辛苦的工作就此开始了。我们幼儿园有一处菜园的消息在社区不胫而走，其他的菜园所有者都非常支持我们，给我们提供帮助和各种蔬菜秧苗，并带孩子们参观他们的菜园。一年来，孩子、家长和工作人员都非常努力。孩子们花了几个月的时间搬运来成堆的土、肥料和树皮碎屑，种上草莓、菜豆、卷心菜、马铃薯和洋葱。我们还建成了一个微型昆虫旅馆，这是一个简单易行的建筑项目，给孩子们提供了另一种活动身体和一起合作的机会。最终，这个菜园为孩子们提供了极佳的探索区，因为在不同的天气条件下，会有各种昆虫源源不断地出现。

孩子们喜欢挖掘、浇水和采摘蔬菜等身体方面的活动。考虑到这对整个团队来说都是全新的体验，我们的第一次收成非常好。

我们把所有的蔬菜都运回幼儿园并低价卖给家长，收到的钱将用于购买来年的种子和秧苗。我们会定期来照看这片菜园，这样孩子们就可以在我们去菜园的路上和到达菜园后观察、讨论并记录环境中的细微变化。每次来菜园时，孩子们都知道他们有工作要做，比如种植和除草等。不过，我们总会留出自由时间，让孩子们用自己的方式去探索。他们可以在房子里玩耍，可以挖土、做泥巴饼，或者坐在圆木凳上分享故事。建成的菜园不仅有一个微型昆虫旅馆，还有用于种植的苗床、一个用作游戏室的木制盆栽棚、一个沙坑、一个填满泥土的大拖拉机轮胎，等等。孩子们在这里挖土和种植，另外还有一片由圆木搭成的座位区。开始这段旅程，起初是因为我们想让孩子们能够自己种植水果和蔬菜。家长和工作人员与孩子们一起创造了精彩的自然活动区，为孩子们提供了体力活动、空间、新的社区，还有许许多多令人惊奇的资源，在这里，孩子们可以探索早期教育阶段的方方面面。

见证将想法变为现实的旅程：观察者的故事

我第一次从小叮当幼儿园的领导那里听说，幼儿园想从肯特郡艾韦德的社区菜园里分一块菜地的想法。这一想法萌生于大家对孩子们户外体验太少的讨论，因为幼儿园不被允许在村政厅的花园里种植任何东西。积极主动的幼儿园领导者和所有者申请并分得了一块菜地，并通过咨询和问卷调查的方式，邀请家长和儿童针对这个项目提出他们的想法。幼儿园鼓励儿童参与到该项目中来，并与父母一起讨论，把他们参观菜园时想要的、想看到的以及想做的写下来或画出来。这为菜园规划提供了基础，儿童显然对此有发言权，幼儿园的员工会听取他们的意见。例如，一个孩子想要一条龙，于是幼儿园的员工在菜园中放了一尊龙的雕塑，实现了他的愿望。父母帮他们筹集资金，用于购买一个带有卫生设施的棚子，修建花卉、蔬菜和水果苗圃所需的园艺工具和材料，以及一个大沙坑。幼儿园的员工和家长志愿者愿意付出自己的时间和资源，为孩子和员工创造一个令人兴奋的自然空间，让他们尽情享受。

观察项目的开始

我有幸陪同由 8 个孩子和 3 名幼儿园员工组成的团队前往这个新建成的小菜园。我们从幼儿园大厅步行出发，穿过村庄和住宅区，10 分钟的路程为孩子和员工们提供了许多关于环境、交通、建筑、天气以及花园中植物的特征等交谈素材。员工和孩子们看起来都很放松，员工给孩子们留了足够的时间，让他们按自己的节奏行进，并鼓励他们交谈。抵达后，孩子们可以用工具来挖地，员工和孩子们种下了水仙花来迎接明年的春天。孩子们表现出很高的幸福感，他们的动机和参与度也都很强。一些孩子只是享受这里可以让他们四处活动的空间和自由，他们把土装满桶和手推车，运到这片光秃秃的土地上的不同地方，然后倒出来。孩子们有机会看到其他菜园的主人在地里干活，并和他们聊天。大家体验到了很高的社区归属感。然而，并非所有员工都乐于轮流带队去小菜园，一些人更喜欢待在室内，尤其是在天气恶劣的时候。

观察项目的结果

后来，我再次受邀去参观这个小菜园，它的发展是显而易见的。我与由 8 个孩子和 2 名幼儿园员工组成的团队再次来到小菜园，看到种植区和盆栽区的各种蔬菜、水果、花卉长势良好，而应某个孩子的要求添置的龙的雕塑守护着这一切。厕所里安装了保护隐私的拉帘、防水层和堆肥桶。另外，这里还加建了一个木制的游戏屋和一个有盖的大沙坑，大轮胎和木树桩为人们提供了坐的地方，孩子们可以坐在那里欣赏菜园，与同伴和老师们交谈。孩子们和员工们正在吃上午的加餐，还一起谈论着需要浇水的草莓。员工和孩子们给植物浇水、除草，享受着户外活动。碎石区域的昆虫旅馆为我们提供了另一个探索区。通过观察这些孩子和员工，我清楚地发现，他们在这个不提供任何玩具、只有园艺工具的地方找到了乐趣，孩子们发展出了让人兴奋的角色扮演和互相合作的能力。那些之前并不愿意轮流带孩子们来菜园的员工，现在却热衷于陪伴孩子们来这里，因为他们认识到了在这里获得的经验的价值。大家对这个小菜园所属的社区有了一种归属感，幼儿园从中获得的额外好处也是显而易见的。我甚至看到附近菜园中的一位家长带着孩子走过来，向幼儿园领导咨询这所幼儿园的情况，并打听是否还有名额把她的孩子也送进来。

可见，经过不断反思如何使空间对儿童和员工更具吸引力、更切实可行，这样的想法和愿景就变成了现实。这个空间为儿童提供了定期的有关身体发育和环境体验的机会。如果我们想让儿童爱护环境，就需要培养他们对环境的热爱，并让他们亲身体验，积极参与其中。小叮当幼儿园正在为园中的儿童实现这一点。

与社区合作的庄园式森林学校

第二个案例研究涉及某地区的多家儿童中心，那里是英国东南部特别贫穷的地区之一。更重要的是，该项目的合作对象是被公认为英国最贫困地区的前 2% 的家庭。对于这些儿童来说，积极的干预给他们在健康和教育方面带来的益处可能会改变他们的人生。生活在最贫困地区的儿童在 5 岁时达到良好发展水平的不足一半（约 44%），而生活在最富裕地区的同龄儿童达到良好发展水平的比例约为 70%。因此，该项目的重点是提高家庭的参与度、沟通水平以及加强与他们的联系。除支持全方位的沟通之外，项目的预期成果还包括建立信任、自信和自尊。另外，项目还将展示在自然空间开展主动身体游戏的重要性，自然空间包括公园、森林和沙滩等，重点是这些区域步行可达而且免费开放。周六上午制订每月的活动计划，就活动指导、小组人数和活动环境的变换等方面定期征求家长的意见。来自家长的反馈提供了关于儿童行为、沟通和参与度等方面变化的宝贵见解。

父亲浪重要：增强信心、沟通和信任

不论在分享实践经验方面，还是在提高我们在社区的地位方面，通过与当地的儿童中心合作，我们都取得了丰硕的成果。在该项目开始之前，来自儿童中心的一些员工组成的小组亲身体验了去当地森林学校的机会。他们是在一个特别潮湿的夏日去参观森林学校的，那段时间经常下倾盆大雨，使得这片森林显得比平时更加郁郁葱葱，不过道路也更加泥泞。然而，这并没有让大家踌躇不前，员工小组充满干劲地合作搭建避雨棚，收集任何还能找到的干柴来生火。那天的成员中有几位是当地的家长，他们最初是儿童中心的志愿者或家长委员会的成员。在当地长大的他们回忆自己的童年，认为拥有自由和空间是理所当然的事。当天结束时，每个人身上都满是泥渍，但大家都很兴奋，对在自然环境中进行的具有挑战性的主动性游戏带来的益处也有了新的理解，这些益处不仅包括身体发育，还包括锤炼心理韧性*、建立关系、培养信任和加强沟通。根据英国儿童慈善机构巴纳多的政策，与儿童家庭合作的重要性在于，它是提高儿童心理韧性、改善教育体验、给予儿童自主性和发言权的关键。[5]

为了吸引更多人的兴趣，两家儿童中心推出了一块展板，上面贴上许多员工体验森林学校时拍摄的照片，家长们看到这个展板，激发出了他们的兴趣。我们决定，将安排 12 次周六上午的课程，把儿童的父亲和祖父作为重点目标群体，吸引他们参与活动。重要的是，由于森林学校只有 4 位男性和 2 位女性从业者，让儿童的父亲和祖父参与进来，既能为儿童提供积极的男性榜样，也有助于儿童和父亲建立关系。因为许多父亲感觉自己被隔绝在儿童教育的世界之外，致使他们以怀疑的眼光看待儿童中心。

许多家长，事实上也包括一些儿童早期教育工作者，会质疑

---

* 应对生活中的逆境和压力，并从消极的经历中迅速恢复过来的能力。——编者注

让儿童在寒冷天和雨天到户外游戏能带来什么益处。所以，从项目一开始就让家长参与进来，让他们看到天气变化带来的巨大潜力是很重要的。儿童中心购买了防水衣物，鼓励家长给儿童提供合适的鞋子。通常在 12 周的课程结束时，这个小组的人已经体验了英国的各种天气，而且雨天往往是最受欢迎和最让人享受的！

　　一般来说，在任何一个新项目开始时，儿童早期教育工作者的反馈都表明，成人和儿童之间普遍缺乏互动，几乎没有合作性游戏，交流也很少，通常仅限于对儿童的指导，而不是让儿童表达兴趣或给予支持。刚开始时，孩子们要么紧跟他们熟悉的成人，要么挑战规则界限，所以需要持续地盯紧着他们。（森林学校的规则要求儿童必须在成人的视线范围内活动，或者在事先商定好的可见边界内活动，通常用一条蓝绳圈定出一个边界。）随着课程的开展以及信任关系的建立，我们可以看到成人和儿童的幸福感和参与度都有了显著的提高。父亲与孩子的交流更加开放了，而且似乎和孩子达成了新的共识。在项目后期，我们观察到的视觉信号与鲁汶定义的高水平幸福感指标是一致的，包括孩子们的快乐、放松和笑容满面等外在信号。[6]孩子们的游戏是自发的、有活力的且充满能量的，我们可以观察到他们边玩边低声哼唱或放声高歌，常常沉浸在自己的想法和创意中。这些迹象表明，孩子们在室外环境中越来越放得开，表现出越来越多的自信和自我肯定。随着参与度的提高，我们可以看到孩子们在游戏中变得越来越专注和积极。他们在持续而激烈的活动中表现出了更高水平的专注力、毅力、创造力和活力，这些品质都是他们未来在学校和生活中获得成功的重要标志。在一次课程结束时，一个被父亲认为很难管教的 5 岁小男孩率性地躺在了森林的地上，在被问及他在干什么时，他脱口而出："这是我过得最好的生活。"正是这样一些变化，驱动我们进一步开展这样的工作，也提醒我们什么对儿童来说是重要的：儿童和父母的关系远比家庭结构重要得多。

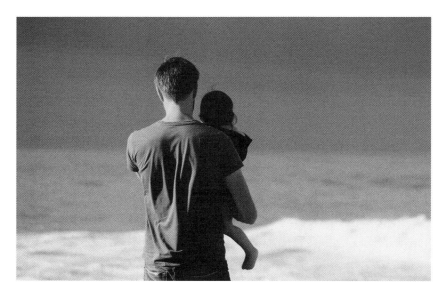

图 6.2　父亲对孩子的作用

除此之外，森林学校为儿童提供的自由、自主和选择权都是儿童在当今世界所缺少的。[7]

一所招收三个班级的婴儿学校

最后一个案例研究介绍的是当地一所大型婴儿学校，每年接收90名孩子。这所学校的校长表现出的领导才能、远见和洞察力，让我觉得很有必要把这一案例收入本章。我经常听说婴幼儿学校的员工对主动性游戏不屑一顾，就好像它在学校里没有一席之地一样。一名幼教专业的学生最近把她所在的班级的户外游戏描述为一个结构性非常强的过程：6个孩子同时进行一项计划好的活动。由于孩子入校时的年龄很小，所以必须确保他们拥有能促进其运动发展的室内和户外环境，因为运动是孩子其他方面发展的基石。

创造游戏和运动的空间

这所婴儿学校面积很大且通风良好，每间教室都能通向封闭且安全的户外活动区。活动区附近配有一个方便助教获取活动资源的大棚。这所学校在当地非常受欢迎，而且登记入校的人数总是超额。2011 年 7 月，英国教育标准局刚刚对这所学校进行了检查，三个小班（每班 30 名孩子）被评为优秀。2011 年 9 月，新校长接替了退休的前任校长。上任之后，新校长将自己的一整套思考汇报给了学校的董事，她首先汇报的是为小班的孩子建造一个更大、更自然的户外空间。她希望婴儿拥有一个更令人兴奋的户外空间：有山坡、沟渠、喷泉、菜地等，而不是许多婴幼儿学校和儿童中心常规配置的成套游戏设备、栅栏和地毯。

她推动该项目前进的决定和毅力，既富有勇敢精神，又充满挑战，尤其是在小班最近刚被评为优秀的情况下，经常有人提醒她要顾及这一点。幸运的是，这所学校预算充足，校董们被其观点所说服，接受了主动性游戏对儿童健康和教育有益这一令人兴奋的观点。在春季这一学期，家长和儿童全程参与制订新的规划。家长到学校参加了多次现场会议，其中包括那些子女将于 9 月入校的家长。最初的想法经过讨论、发展和调整，结合了新提出的想法和专家的指导意见。学校委托一位在陶瓷和玻璃行业工作的母亲，为学校设计了一块牌匾和一条有顶的走廊。这片新区于 2012 年 9 月启用，启用前学校员工和儿童对其进行了验收。它为孩子提供了研究自然和生命周期、光、影和反射、水和运动、天气和季节以及那些可以促进身体和大肌肉运动发展的多个场所。

户外活动区都包括什么

这里将要建造一个更大的自然活动区，没有用来隔离的围栏，不做地面的安全保护，周围被树林、竹子和开花灌木环绕着，其中有耐用的运动草坪、泥土路和沙地。这里还将为孩子们铺设一条专门的道路，供他们骑脚踏车或开儿童小汽车。活动区的中心地带不会建造固定的攀爬结构，而是修建了一些堤岸、斜坡，摆放一些轮胎和木板，并在沙坑附近建造了一面攀岩墙。同时为儿童提供搭建的成套工具，以便让他们搭建瞭望台和藏身处，从而促进他们的创造力、想象力和问题解决能力的发展。隔出一片大的方形区域，用于建造一处有苗床、稻草人、户外水龙头和堆肥桶的菜园型园艺区。一个水桶用来收集从屋顶滴落的水。连接两个教室走廊的天花板将会装上彩灯、镜子和马赛克装饰板。沿路会摆放色彩鲜艳的盆栽花草，悬挂竹制的风铃。奶油色帆状大棚是提供纳凉和避雨的地方。伴有浅排水渠的水泵沿后墙出水（这一直是一个非常有争议的问题，因为担心孩子们会经常弄湿自己）。各种各样的大型零散部件（废料）会保存在大棚里，孩子们可以按自己的方式独立取用，用以提高他们的创造力、批判性思维、想象力及合作游戏的能力。

挑战和困境

对每个儿童早期教育机构来说，不论其规模和所处的位置如何，仔细考虑如何开展工作，从而更好地支持儿童家庭的参与度和兴趣，这是十分重要的。

- 家长和儿童都有权参与机构的活动。
- 做家长不易，它是一个复杂且有难度的角色。
- 家长的支持在教育的所有阶段都发挥着重要作用，这一点再怎么强调都不为过。
- 养育子女是男性和女性都必须关心的一个重要问题。
- 你如何创建一种高期望的企业文化？
- 思考你如何更好地支持并鼓励家长参与你们机构的活动？
- 家长是否感到被你们所接纳，你们是否向家长征求意见？
- 如何与家长分享关于他们孩子的兴趣和发展情况？
- 我们必须谨记一点：家长如何对待儿童比他们是什么样的人更重要。

参考文献

1. *Supporting Families in the Foundation Years.* DfE, DH, 2011.

2. C. Ball. *Start Right: the Importance of Early Learning.* London: Royal Society for the Encouragement of Arts, Manufactures and Commerce, 1994.

3. M. Marmot. *Fair Society, Healthy Lives: Strategic Review of Health Inequalities.* The Marmot Review, 2010.

4. *Gardening in Schools: a Vital Tool for Children's Learning.* Royal Horticultural Society, 2007.

5. T. Newman. *What Works in Building Resilience.* Barnardo's Policy and Research Unit, 2004.

6. F. Leuven. *Well-being and Involvement in Care Settings: a Process-oriented Self-evaluation Instrument.* Research Centre for Experiential Education, 2005.

7. The Good Childhood Report. *A Review of Our Children's Well-being.* The Children's Society, 2012.

陪他长大

而不是教他长大

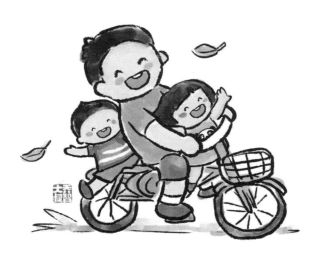

第 **7** 章

男孩和女孩的不同世界

　　儿童很快就能从成人那里学到：对男孩来说，什么样的行为举止是合适的；对女孩而言，什么样的行为举止是得体的。他们往往都会想方设法适应这些角色。

　　我认为，在过去的 20 年里，我们在儿童早期教育机构中对待性别关系的方式是固化的，而不是挑战了性别刻板印象。其特征是，对那些活泼、积极的小男孩的回应是纠正甚至是惩罚，对那些待在角落或写字台边顺从、被动的小女孩的回应则是心悦和赞许。这两种回应方式都不得不让我们担心和忧虑。[1]

本章以我于今年夏天在某地海滩上的一次游戏观察为开始。那天傍晚，我看到一群年龄在 2 岁到 7 岁不等的混龄孩子。因为时间快到下午 6 点了，海滩和周围的步行大道都变得空旷起来，孩子们有了更多的空间玩耍。我看到他们把几桶东西倒在海滩小屋前的长廊上。那天他们收集到的"奇珍异宝"可不少，有贝壳、鹅卵石、浮木、海藻、蟹爪和白垩岩，等等。女孩们通常会用更多的语言来讨论和描述发现每件东西的地点，而男孩们则会仔细地检查、分类，确认每件东西的价值和未来潜在的用途。蟹爪被认为特别有价值，自然，关于它的所有权的争执和谈判也更多！其中一个年龄大一点的女孩拿起一块白垩岩，开始在她父母的海滩小屋的长廊上画画。其他孩子则在旁边观看或加入进来，和她一起画画或尝试着写字。旁边的成人认为他们的活动是有价值的，并给予他们鼓励。

一个 2 岁的孩子开始用白垩岩敲打地面，他乐此不疲地敲啊敲，并看着由此产生的岩石碎片和粉末。他急切地用手指把岩石粉末和沙子混合在一起，他的乐趣显而易见。他全神贯注地投入到他新发现的游戏中，高兴地尖叫着，每个动作都会产生前所未有的反应。随着白垩岩破裂成越来越小的碎片，他决定试着用双手，时而用两块碎片互相敲打，时而在路面上做标记。通常情况下，学习是由年龄较大、知识更丰富的孩子来主导，但在那一天，正是那个最小的孩子的好奇心和创造力，改变了大家的兴趣和游戏。年龄大一点的孩子开始模仿他的动作，用白垩岩在步行道上敲击，因此在地上创造出的记号图案覆盖面也越来越大。所有的孩子都完全沉浸其中：一些孩子在混合好的粉末中加入水，搅拌成糊状物，并把它涂抹在身上。这让我想起了某些文化中仪式性的人体彩绘。然而，几分钟后，这群探索白垩岩特性的孩子们就引起了附近成人的警觉，他们的游戏被叫停了。孩子们的游戏被认为是不恰当的，并具有破坏性。事实上，这是一次很有价值的活动，由一名 2 岁的孩子发起，试图通过学习来理解其世界，就像任何一位优秀的研究者通过试错来做研究一样。这项活动产生的标记和孩子们在附近的写写画画一样有价值。然而，遗憾的是成人对此不理解，游戏被阻止了，这让孩子们感到很沮丧。

不幸的是，上述情况凸显了当今社会随处可见的对儿童的性别特征缺乏理解以及思想之狭隘。这些普遍存在的对童年游戏的限制正在对儿童的发展产生负面影响。作为社会群体，我们似乎忽视了儿童对这些经历的需求，而这样的经历对小男孩来说尤为必要。蒂姆·吉尔描述了这样一个例子：一群男孩在树林里搭建营地，可是很快他们就被拘捕并受到警告。令人难以置信的是，警方竟然将此行为称为"轻微犯罪"。[2] 儿童会受周围重要成人传递的信息的影响，这种情况会令儿童感到很困惑。男孩的游戏有时可能会比较吵闹、也比较粗野一些，可是，让他们长时间地坐着不动并集中注意力通常很难，这对儿童早期教育工作者来说的确颇具挑战性。但是，作为教育工作者，他们当然有责任确保自己提供的活动和机会能满足所有儿童的需要，而不仅仅奖励和鼓励那些天性顺从的孩子。作为一位育有 5 个男孩的母亲和一名儿童早期教育工作者，我想挑战与男孩行为有关的那些假设，并强调男孩子真正需要的是运动或身体活动。

性别之争

作为人类，我们的行为、思想和感受的方式无疑是通过社会化过程而形成的，我们出生后不久，社会化就开始了。那一刻定义了我们每个人如何被塑造成合乎我们所处主流社会和文化的性别期望的个体。在西方文化中，女孩的刻板形象通常是温柔、安静、举止得体和较为敏感；男孩的刻板形象通常是更粗野、更莽撞和更好招惹麻烦。有时，有些成人对男孩行为的假设似乎过于固化，以至于他们忽略了这些行为给男孩的生活带来的重要品质。那些小男孩充满好奇心，把泥和水混合在一起，思考把湿沙甩到墙上时会黏附住多少沙子，他们很可能会成为未来的科学家。国家需要敢于冒险和能跳出固有思维模式的创造性人才，为过往未解决的难题寻找到新的解决方案。我们对女孩行为的假设同样应该受到质疑。放弃参加学校所有体育活动的女孩越来越多，年龄也越来越小。在生命早期明确体育活动对健康和幸福的必要性，暂时可能还不会被视为"是在为儿童上学做准备"，但毋庸置疑，体育活动能够提高儿童的心理健康水平，增强儿童的自尊、独立性和心理韧性。因此，我们需要认真考虑我们对男孩和女孩的期望分别是什么。我们的期望会以某种方式影响这些孩子的人生经历和生活经验吗？

与上几代人相比，今天，与性别有关的信息和普遍假设更加明显。《性别错觉》一书的作者科迪莉亚·费恩深入探讨了当今社会认可的相对较新的着装规范，甚至包括新生儿应如何着装。[3]

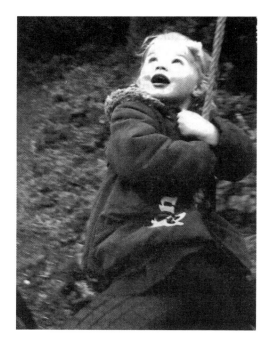

图 7.1　我们对女孩行为的假设需要被质疑

在 19 世纪，儿童至少在 5 岁前，都会按照惯例穿着相似的棉罩衫，这在当时很常见。然而，现在的媒体、广告和时尚潮流，似乎正在利用并强化现有的性别差异来从中牟利。去任何商业街或商店的服装区走一走，看一看童装上的图案和广告语，你就能很快明白这一点。从婴儿开始，在售的童装中，女童的服装颜色柔和，上面往往印有蝴蝶、花朵、心形和笑脸等图案，以及"爸爸的小公主"或"小甜心"等这样的小标语。最近，有一次在儿童早期教育机构，我和儿童家长的谈话内容集中在一个专门设计和推销女童鞋的昂贵品牌上。这些闪闪发光的鞋子非常符合"公主范儿"的要求，并且每一双鞋子都配送口红和小发夹。

对于同龄的男孩而言，不同的着装规范似乎早已预设好：衣物偏深色表明男孩需要应对更脏乱无序的活动；衣物上的图案包括运动、动物、交通工具或超级英雄人物；衣服上的小标语同样强调性别差异，暗示"男孩就是男孩"，而且表明他们普遍更强硬、淘气和懒惰。我们的社会对待儿童的态度和期望方面的这些差异，无形中会产生真正的影响，使儿童早期教育工作者难以保持客观，尤其是那些个人经验有限的工作者与男孩相处之时。当我们把人类世界分为两个非常具体的群体——男性和女性时，我们自动就会倾向于认为每个群体具有完全不同的特质。在现实中，男孩和女孩是不同的，他们可能会表现出不同的兴趣、活动水平、情绪反应、身体优势和注意广度，但同样的是，我们也必须承认同性别的儿童也存在差异。没有两个儿童是完全相同的，因此我们必须了解每个孩子，并根据对每个孩子的了解，为他们提供符合他们发展需要的机会，而不是一概而论。作为一家森林学校儿童早期教育机构的领导，我发现申请入校的男孩人数逐年增加，家长们现在逐渐认识到，更多的户外运动体验对男孩来说是必需的。然而，我认为这样的经历对女孩来说同样重要，她们喜欢从有时会令人窒息的事情、过度保护的教养或过分强调安静的室内活动中摆脱出来。

不仅在英国，美国、澳大利亚和加拿大等国家反复出现的情况都一致地表明，男孩的发展普遍落后于女孩。不仅在幼儿期，在整个学校教育阶段都是如此。除此之外，男孩被学校开除的可能性是女孩的 4 倍。众所周知，男孩出现言语发展迟滞或某种主要的学习和发展障碍的风险也更大。统计数据表明，被诊断为自闭症、多动症（注意力缺陷障碍）或阅读障碍的男孩人数至少是女孩的 4 倍。《快乐儿童的秘密》《养育男孩》和《新男子汉气概》的作者史蒂夫·比达尔夫表达了他对许多关于男孩发展的现有假设的担忧和疑虑："一个更美好的世界，取决于让所有的群体都更快乐、更健康。如果我们想要世界上有更多的好男人，我们就必须从现在开始，对男孩少一些苛责，多一些理解。"[4]

众所周知，一般来说，男孩在语言、自我控制、精细运动技能方面的发展相对较慢，但他们往往善于完成空间性和机械性任务。随着压力下行至托幼机构和婴幼儿家庭，加之社会对儿童学业期望的增加，早期教育的起点正越来越变成儿童发展的实质性障碍。当男孩从幼儿园升入小学一年级时，这一点表现得尤为明显。幼儿园教育的特点是更活跃且以游戏为基础，而小学的教学结构化更强，活动机会通常有限。

> 我们经常看到一年级的男孩不愿意或不能听从指令，他们很冲动，当他们做错事时，需要费很大劲才能反思自己的行为。他们很容易被激怒，注意力不集中，过于好动，似乎无法自控。
>
> 一位一年级教师的总结[5]

让这些男孩参与实践性更强、更需亲身体验的活动，效果会更好。我之所以知晓这一点，是源于我儿子以前的经验。他5岁就上了一年级，是一个对一切事物都感兴趣的热情的小男孩。但是，他发现读小学对他来说不仅吃力，而且学校根本不适合他。就在一年前，4岁的他还满怀热情和兴奋，开始追随三个哥哥姐姐的脚步。作为一名动觉型学习者，他需要的是，能在动手实践的情况下运用自己智力的活动，而不是持续不停地书写练习，他把这种练习描述为就像对 20 岁的人的"身体折磨"。后来，我发现他不仅手部的精细肌肉不发达，而且由于唇部和嘴部的肌肉也不发达，所以他不停地流口水，经常衣服都湿透了。儿童早期教育工作者在培养儿童的书写和言语技能时应该仔细留意这些迹象，这并非无关紧要。

早在 2008 年，《泰晤士报》教育副刊上有一篇文章，详细描述了一所小学是如何格外关注学生入校第一年的重要转变的。不管是晴天还是雨天，学校都会让每个学生在每周中的一天早晨到附近的林地去活动。学校为学生提供的活动强调身体发育和冒险，试图对抗当今盛行的"棉花文化"。近期，该校校长评论说："最好的教室似乎应该是能让学习自然而然发生的地方。"[6]认真考虑儿童的需求，仔细思量每个教室能为幼儿提供的经验，这一点非常重要。许多男孩可能更喜欢在地板上学习，他们把纸粘在桌子下面躺着写字。他们可能更喜欢通过动手摆弄大块积木来解决问题，不喜欢坐在桌边使用学习单来解决问题。三座的三轮车除了为儿童提供沟通、团队合作和协商社交规则的机会外，还为他们提供了锻炼精细运动和大肌肉运动技能的机会。学校为儿童提供了促进身体发育和认知发展相结合的体验，诸如用真正的工具和木材制作的板凳，或鼓舞人心的布里斯托尔游戏仓项目中的那些可回收资源，这些都有助于使孩子们的学习充满活力。

游戏舱案例研究：布里斯托尔

通过引入各种大大小小的废料碎片（"零散部件"），而不是学校操场上安装的那些常规游戏设施，儿童已经能够在游戏中真正发挥创造性；这些东西没有预设的用途，能激发一系列不同的游戏类型。学校里的物理环境和人文环境得到了改善，创造了具有刺激性和互动性的空间，从而使儿童能够通过游戏来学习。一所小学的代理校长是这样反馈的：

> 孩子们在游戏中更有合作精神了，他们能做的事情的种类也更加丰富了。孩子们真的很有创造力，而且他们一直在学习新技能。当孩子们搭建某种"建筑"并观察零散部件如何组合在一起时，他们就是在直接运用物理定律。当然，这对他们的身体也大有好处，可以锻炼肌肉和消耗精力。学校的员工也为拥有这样的"游戏舱"而兴奋，并以积极的方式接受了它。所有人都认为，这极大地增加了游戏的时间，极大地改善了成人对游戏的态度，增进了他们对游戏的了解。成人应该评估游戏的风险，但允许孩子们自己去承担更大的风险。儿童磕碰和擦伤的次数可能会增加，但他们正在试探自己的能力

界限，这将有助于他们在未来拥有安全感。

我真心推荐游戏舱……每所学校都应该有一个。

重新思考课堂上的那些体验，包括鼓励儿童更多地参与体育活动的体验，还有那些激励他们积极使用大脑和身体的体验；抑或正如剑桥大学数学家雅各布·布洛诺夫斯基所说的那样：

手是心智和思想的前沿……归根结底，人类的进步在于手部动作的精细化。人类进步的最大动力源于掌握技能带来的快乐。人们喜欢做自己擅长的事情，而且，对于已经做得很好的事情，还想要做得更好。[7]

此外，比尔·卢卡斯和盖伊·克拉克斯顿在《新型智能》一书中指出，教师和教育家必须重新思考他们对智力的理解。[8]这本书将现实生活中的智力界定为"想象力、毅力、洞察力和协作能力"，并强调指出，早期教育阶段形成的"自律和韧性"，在预测学业成功方面比智商这一概念更有参考价值。

需要考虑脑发育

在考虑脑发育时，最需要强调的一点是：承认它的可塑性。

换言之，接受"经验可以改变大脑"这一说法。我们的脑在童年期的可塑性极强，超过生命中的任何其他阶段，并且可以根据经验和刺激进行调整和改变。每一种身体的或感官的经验都是通过神经系统触发新的细胞、神经元和突触而进行传导的，这些新的细胞、神经元和突触会对能力作出反应，并进行调整和拓展，这一点非常重要。因此，简单来说，儿童早期教育工作者为年幼儿童规划的早期经历和经验正在创造他们未来的大脑。所以，对于那些每天在托幼机构度过 10 小时或更长时间的儿童来说，为他们制订正确的活动计划至关重要。如今，科学家们一致认为，脑发育是先天因素与后天因素经过复杂的交互作用的结果。婴幼儿所处的环境塑造了每个儿童独特的基因库。例如，儿童的身高或体重通常是由他们的遗传基因预先决定的，但两者又都高度依赖童年期形成的饮食习惯和所获取的营养。

另一个重要考量是，有人认为，性别行为和性别认同从早年时就已根深蒂固，男性和女性的大脑差异受不同基因和激素的影响。男孩大脑中的睾丸激素从胎龄第六周就开始急剧上升，然而，男孩和女孩在出生时这一激素水平几乎没有差异。对动物的研究表明，在生命之初接触睾丸激素，似乎会使雄性倾向于进行更具攻击性或更冲动的游戏。迈克尔·古里安建议，儿童早期教育工作者需要对男孩和女孩身体发育的本质差异有比较透彻的理解，以便可以制定出有针对性的策略，帮助男孩应对更多具有挑战性的情况。[9]

都是关于恐龙的！

像许多 4 岁的小男孩一样，约瑟夫喜欢恐龙。现在，他每天都想多了解一些关于恐龙的知识，其中大部分是通过观看电影、动画和纪录片中的片段获得的。他有恐龙玩具，用它们来表演战斗场景，比较它们的身体各自都有哪些特点，还经常央求那些对他而言重要的成人猜一猜哪只恐龙会赢。我们也会在玩角色扮演游戏时扮演恐龙，在打闹游戏中表演"打斗"场景。

约瑟夫对恐龙时代地球的样子也很感兴趣，并且着迷于火山和极端天气。在画画时，他经常描绘暴风雨中的闪电劈开树木、火山喷发和恐龙漫步的场景。几天前，约瑟夫要求看电影《博物馆之夜》，其中包括游客观看恐龙骨架的镜头。看完电影后，我们决定自己制作恐龙骨架。我们在公园里收集树枝，男孩们都喜欢把它们涂成白色。我原计划把树枝粘在黑色的纸板上，做一幅恐龙骨架图；但是约瑟夫有不同的想法，他决定做一个三维立体的东西。我们用绳子把树枝绑在一起，做成了恐龙的头、脖子和身体。这正是约瑟夫想要做的，他觉得做好这些就可以了，没必要给他的恐龙模型配上腿，于是我们就做了一个没有腿的恐龙！他说这是一只鸭嘴兽龙，它的头顶上有一个冠。他把一堆蓝色羊毛当作水，把恐龙放在上面。约瑟夫还是茱莉亚·唐纳森的《暴龙娇气包》[10] 一书的书迷，他的灵感似乎就来自这本书里的鸭嘴兽龙。约瑟夫说他想在一个有火山的盒子里给他的恐龙做一片可以生活的土地！我确定这将是我们的下一项工程。恐龙制作完成后，他想让我把他和恐龙玩耍的场景拍下来，然后再拍下我谈论这只恐龙时的场景。当我们在当地一家画廊的一个工作室里做木偶时，他也让我拍下他做的那个正在表演的木偶。在恐龙漫游地球的时代，一颗巨大的小行星撞击了地球，这一幕让约瑟夫着迷。某个周末，约瑟夫看到天空中出现了令人印象深刻的流星雨，他一直兴奋地谈论着这件事。他让我们给他定了闹铃，以便他半夜爬起来看流星雨。

短短的几天，约瑟夫对恐龙的着迷，已使其涉猎了历史、生物、地理、文学和天文学等方面的知识，还玩了角色扮演游戏，做了艺术、手工和体育活动。我真正喜欢的是，我觉得自己只是在和他一起玩耍，享受他的陪伴，帮助他完成他的一系列想法。我们在一起玩得很开心，也可能因为我知道，不管他在玩什么，在想什么，他都是在探索和学习一些对他来说有意义的事情。

在几乎所有的幼教机构中，男孩对恐龙的兴趣似乎都出现在

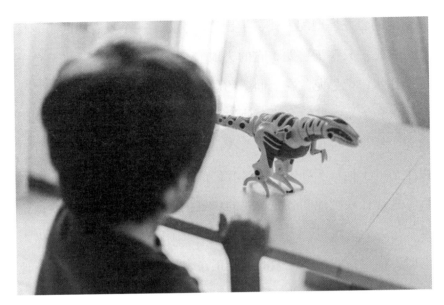

图 7.2　男孩大多是恐龙迷

三四岁期间，这一兴趣被成功纳入森林学校的课程中并得到拓展。例如有一个叫"挖恐龙"的游戏，让孩子们在森林里挖出一块空地，找到了前一天被埋在那里的"在黑暗中发光"的恐龙大骨架。这所机构的员工围绕两个对恐龙特别感兴趣的男孩，详细地计划了这次课程。其中的一个男孩很少到森林里来，另一个在家中和幼教机构里先后咬过几次人，这些事件都与他扮演恐龙有关。这次课程的目的是为孩子们提供一些机会，使他们能够增强自信，提高使用工具的灵活性，鼓励那个比较"宅"的男孩到森林里来，参加户外活动。孩子们兴致勃勃地挖着，彼此分享各自的发现。在第一块骨头被挖掘出来之前，他们讨论了被挖出的很多其他东西，并一一进行了评估。接下来，他们讨论了恐龙的大小和形状，展示了他们对恐龙的深入了解和热情。比如，恐龙是肉食动物吗？他们是怎么知道的？他们会找到一只三角龙吗？在此期间，一个领头的男孩和那个曾经咬过人的男孩一直轻声地交谈着。他们讨论了恐龙的牙齿有多锋利，以及恐龙的牙齿比他们的牙齿大多少。然后，他们每人都咬了一口苹果，讨论人类的牙齿有多锋利。当所有骨头都被挖掘出来后，孩子们就把它们搬运到一片草地上。在那里，孩子们一起分享饮料，彼此交谈，热烈地讨论他们的发现。然后，他们开始集思广益，猜想完整的恐龙骨架是什么样子，想象着恐龙有多大。机构的员工们带着卷尺、直尺、笔和笔记本来做记录，也使用相机和儿童录像机进行记录。我们通常会发现，男孩特别容易被信息和通信技术设备所吸引。返回机构后，孩子们利用图书馆和电脑进行进一步的研究，他们找到不同的图像，把它们打印出来带回家。以这种方式关注儿童的兴趣，也就能够创造更多的机会，与孩子们讨论他们遇到困难时的感受、激发他们的动机、促进他们的社会化发展、拓展与他们对话的内容，还有助于加强与儿童家长的合作关系。

积极的男性榜样的作用

不可否认的是，儿童早期教育行业的劳动力在性别上是不均衡的，男性在这一行业中的占比仅为 2%~4%。这种不均衡现象必须得到解决，以便使早期教育工作者在社区中更具代表性，并拓展所有儿童及其家庭的经验。克莱尔·蒂克尔在针对《英国国家早期教育纲要》所做的报告[11]中明确指出，英国需要招收更多的男性儿童早期教育专业人士。凯茜·纳特布朗关于幼教资质的评论中也有同样的观点[12]。不要刻板地认为男性从业者只是能为儿童提供更多追逐打闹的户外运动和游戏，记住这一点非常重要；但是，承认儿童早期教育工作者的性别比例平衡所带来的品质也很重要。与女性员工相比，男性从业者更可能与男孩有相同的兴趣，或至少与他们的兴趣相关联。另外，我自己的经验（目前雇用了 5 名男性从业者）表明，男性从业者似乎更能激励男孩。"通过观看我们所欣赏之人的行为，我们的大脑会吸收一系列的技能、态度和价值观。"[13]一个积极参加并喜爱超级英雄游戏的强壮男性榜样，不仅会和孩子一起嬉戏和打闹，也会设计和制作"武器"、工具、藏身地或斗篷。

这种支持不仅能提高儿童的创造力，而且还能使他们开始学习自我控制、遵守游戏规则和尊重他人等诸多可让他们终身受益的技能。从不同文化的年轻男性身上可以观察到这种类型的游戏，这类游戏往往与狩猎—采集社会有关。在狩猎—采集社会中，男孩需要练习速度、体能和力量。然而，绝大多数的女性儿童早期教育工作者通常不鼓励这类游戏，她们对此也缺乏了解，只会简单地将其视为打斗或攻击，通常会立刻加以制止。

儿童早期教育研究者彭妮·霍兰德认为，当年幼儿童玩追逐打闹游戏或参加超级英雄游戏时，他们其实正在学习与社交技能有关的宝贵知识。心理学家认为，这样的经历让儿童能够通过面部表情和肢体语言来表达情感，并且进一步了解他们的同伴群体以及自己在其中的地位。尽管如此，她还是提醒我们：*"儿童的游戏行为不是一成不变的，它对那些贴心的幼教从业者而言是一种责任，这些从业者就像雕塑家一样，要顺应儿童游戏的本质而不是与之相悖。"*[14] 最后传达出的信息是明确的：当所有的孩子因其身份而受到尊重时，他们会学到更多的知识，而且不管是男孩还是女孩，早教工作者都会从身体和情绪两个层面参与到他们的学习过程中。即使这个过程是无意识的，我们也很容易对儿童形成刻板印象。从他们出生起，社会就以多种方式区分男孩和女孩：从他们的着装规范到我们如何与他们相处，特别是我们期望他们如何表现。儿童很快就能从成人那里学到，对男孩来说，什么样的行为举止是合适的；对女孩而言，什么样的行为举止是得体的，他们往往都会想方设法适应这些角色。男孩的能力并不比女孩差，因此，我们需要问问自己，我们能做些什么，以便搞清楚男孩在早期阶段及之后的发展中进步缓慢的原因。我们与男孩之间有意义的关系质量以及我们所持的信念，会对他们自信地投入学习过程的能力产生深远的影响。[15]

挑战和困境

- 你如何识别并挑战与性别有关的假设？
- 在你所在的幼教机构中，你如何去寻找那些能够激励男孩的因素？
- 你会定期检查你所在机构中的图片是否存在性别刻板印象吗？
- 在不考虑性别的前提下，你会采取什么措施来确保所有儿童都参加活动？
- 考虑如何帮助员工以更积极的眼光看待男孩。你会从哪些方面支持追逐打闹游戏？
- 政府提供的家庭补助会导致儿童身体发育成熟方面的差异吗？
- 你对冲动控制了解多少？你如何支持男孩发展这种能力？
- 你会鼓励女孩更多地参加体育活动，鼓励男孩更多地关心他人吗？

- 当男孩的游戏涉及攻击性工具时，请留意和反思你对他们的反应。

- 在鼓励更多积极的男性角色榜样融入年幼儿童的生活方面，你所在的幼教机构都做了些什么？

参考文献

1. P. Holland. *We Don't Play With Guns Here: War, Weapons and Superhero Play in the Early Years*. Maidenhead: Open University Press, 2003.

2. T. Gill. *No Fear: Growing up in a Risk Averse Society*. London: Calouste Gulbenkian Foundation, 2007.

3. C. Fine. *Delusions of Gender: the Real Science Behind Sex Differences*. London: Icon Books, 2011.

4. S. Biddulph. *Raising Boys*. London: Harper Thorsons, 2003.

5. Boys Development Project, Manchester City Council Sure Start Projects, 2011.

6. H. Ward. Today Children, We are Taking Risks. *The Times Educational Supplement*, 2008.

7. J. Bronowski. *The Ascent of Man*. BBC Books, 2011.

8. B. Lucas and G. Claxton. *New Kinds of Smart: How the Science of Learnable Intelligence is Changing Education*. Maidenhead: Open University Press, 2010.

9. M. Gurian. *Boys and Girls Learn Differently*. San Francisco: Jossey-Bass, 2001.

10. J. Donaldson. *Tyrannosaurus Drips*. London: Macmillan, 2007.

11. C. Tickell. *The Early Years: Foundations for Life, Health and Learning*. An Independent Report on the Early Years Foundation Stage to Her Majesty's Government. 2011.

12. C. Nutbrown. *Foundations for Quality: the Independent Review of Early Education and Childcare Qualifications. Final Report*. DfES, 2012.

13. S. Biddulph. Raising Boys. Londons: Harper Thorsons, 2003.

14. P. Holland. *We Don't Play With Guns Here: War, Weapons and Superhero Play in the Early Years*. Maidenhead: Open University Press.

15. *Confident. Capable and Creative: Supporting Boys' Achievements*. Guidance for practitioners in the Early Years Foundation Stage. DCFS, 2007.

第 **8** 章

森林学校：
生活和学习的根基

　　自然界是格外吸引人的环境，令人兴奋且能提高个体的生命力。身处其中，儿童对自己、自己的能力以及自己与周围世界的关系都会有新的认识。

　　如果一个人在童年有过足够愉悦的户外活动经历——他感觉自己与藏身的树篱、手中的鸟宝宝和漆黑的池塘持续地融为一体——那么他对自然界的亲和力将永远不会消失。而且，这种亲和力将成为环境伦理扎根的土壤。[1]

　　想象这样一幅画面：在一个寒冷的早晨，冬天的薄雾矮矮地笼罩在地平线上，环绕着远处公园绿地中的树木。草地上的晨霜在阳光的照射下闪闪发光，我们脚下堆集的叶子，在大自然这块新调色板的映衬下，颜色显得更加丰富多彩。孩子们身处其中进行探索，一个结冰的水坑吸引了他们的注意，水坑里的东西被冻结在冰中。这次临时起意的停留，为孩子们讨论、辩论和解决问题提供了新的机会。如何挖出被冻在冰里的橡果？"它还活着吗？""它还能长成一棵树吗？"一个孩子对此感到困惑，而另一个孩子则信心满满地爬上一些倾倒的原木，从高处观察这群人。在向上爬时，他似乎知道自己需要格外小心，这表明他已经掌握的关于薄冰的知识，对他攀爬原木这一过程产生了影响。在这个不断变化的自然环境中，他用全身来调整平衡，慢慢地挪步，小心地思考着下一步落脚在哪里。当另一个孩子走近他时，他提醒那个孩子不要滑倒，这说明他知道要注意安全，同时还展示了他的理解力、信心和沟通技能。

这些在同样的环境中一周一周积累起来的日常经验，不仅为儿童提供了丰富的学习机会，延伸和拓展着他们的能力，而且还为他们提供了兴趣、动机和挑战，让他们想去活动身体，因此也变得更加积极主动起来。正如蒂姆·吉尔生动描述的那样：

> 自然界是格外吸引人的环境，令人兴奋且能提高个体的生命力。身处其中，儿童对自己、自己的能力以及自己与周围世界的关系都会有新的认识。[2]

毋庸置疑，森林学校在儿童身体发育过程中具有长期积极的健康意义。英国医学杂志《柳叶刀》上的一篇报告中的数据显示：

"英国是世界上参与身体活动人数最少的国家之一。"该报告还警告说，这种不运动的后果是，"其在全世界的致死率会与吸烟和肥胖引发的一样多"[3]。这篇报告声称，锻炼"已被称作对身体各部分都有益的神奇药物，并能显著延长寿命"[4]。此外，户外环境本身对于儿童早期教育工作者了解和评估儿童的技能和能力，以及识别身体随时间的变化，都是一种有用的形成性评估工具。2009 年，英格兰自然署委托进行一项"童年与自然"的研究，研究结果表明，"与前几代人相比，现在的儿童在森林、乡村和荒野等自然环境中玩耍的时间更少了。如今，只有不到 10% 的儿童在这样的地方玩耍，而现在的成年人有 40% 在其孩童时代曾在自然环境中玩耍"。有趣的是，81% 的儿童表示，他们希望获得更多户外玩耍的自由。[5] 除了对身体健康的担忧外，有证据表明，作为一个国家，英国似乎正在追随美国的脚步——美国第二代儿童患有"大自然缺失障碍"（nature deficit disorder）。大自然缺失障碍也译作自然缺失症，这一术语是由理查德·勒夫提出的，用于描述那些从未体验过自然界的儿童因此而遭受的伤害。勒夫认为，不要阻止儿童到广阔的户外去冒险并与大自然建立联系，这至关重要。在他那本畅销书《森林里的最后一个孩子》中，理查德·勒夫颇有说服力地论证了这个概念：

自然缺失症描述了人类疏离大自然的代价，这些代价包括感官使用减少、注意力难以集中、生理及情绪疾病的发病率更高……正如儿童需要良好的营养和充足的睡眠一样，他们可能也非常需要接触大自然。[6]

许多儿童早期教育工作者提到，现在，对健康和安全的担忧限制了儿童进行户外活动的机会。然而，在 21 世纪的今天，幼

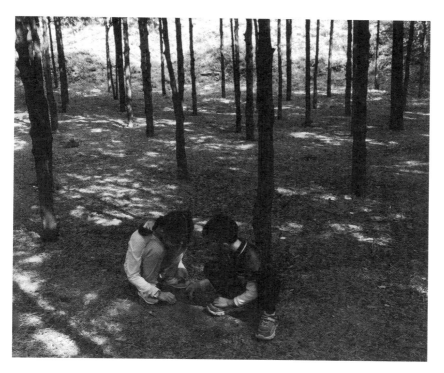

图 8.1　森林为儿童提供了丰富的探索机会

儿因从床上摔下来受伤而就医的人数，似乎比从树上摔下来受伤的还要多。勒夫提醒我们，"骨折曾是儿童的成人礼，而如今，所有儿科医生看的都是由肥胖和重复性劳损所致的病患"。尽管"大自然缺失障碍"不是一种公认的医学疾病，但它与儿童的多动症和心理疾病的发病率增加有关。人们认为，儿童正在错失在自然界中获得的日常经验带来的那种纯粹的快乐，后果是他们长大成人后，对大自然和人类社会的重要性缺乏了解。其他实质性证据表明，作为人类，我们有与生俱来的与自然建立联系的需要，即一种"热爱生命的天性"。这一概念最早是由心理学家艾里希·弗洛姆定义的，后来被生物学家爱德华·威尔逊推广普及，他深入探讨了人类与大自然建立联系的原始冲动[7]。

那么，儿童早期教育工作者能做些什么，以解决与活动不足和大自然缺失障碍有关的问题，从而使年幼儿童得到全面发展、测试身体机能、培养耐力，并独立探索自然界呢？许多幼教机构可能会说，他们没有户外设备或接触大自然的可用户外空间。但是，我一直认为，当有了动机时，幼教机构就会以更具创造性的方式来思考这一问题，为其照护和支持的儿童和家长创造新的机会。重要的是，这个问题已经在政治层面和社会层面达成广泛共识，政治家、家长、教师、医生、社会工作者、记者和儿童都支持改变现状。所有人似乎都"因同一个信念团结起来，即儿童可以从更大的户外探索自由中受益"[8]。《美好童年报告》传达出明确的信息：当儿童获得了自由、自主和选择权时，他们会更快乐。所有这些方面均与《英国国家早期教育纲要》和森林学校所提倡的原则密切相关。"儿童需要能动性，需要真实的体验，让他们与当地社区建立联系，这种责任和信任会使得他们对生活更满意，觉得活的更有意义。"[9]思考一下皮亚杰关于学习的基本理论。作为人类，我们都在不断地适应我们的环境。但更重要的是，皮亚杰认为，知识不能简单地从一个人传递给另一个人，必须通过我们自己的行动来建构和创造。[10]

森林学校的由来

在过去的 15 年里，幼教机构遭到了那些旨在提升标准的新计划和新研究的"轮番轰炸"。除了提高教学质量，来自神经科学的证据表明，在经过仔细考虑并创设的环境中产生的日常感官体验是最为重要的。作为一种教学法，森林学校在英国仍处于发展的早期阶段。在一项由新经济基金会和森林研究开展的重要研究中，奥布莱恩和默里将该教学法定义为：

> 一个鼓舞人心的过程，它为儿童、青少年和成年人

提供定期的机会，通过在拥有丰富自然资源的林地环境中亲自动手的学习经历，培养自信和自尊。[11]

英国人对森林学校日益增长的兴趣始于20世纪90年代中期。森林学校基于斯堪的纳维亚人的一种信念，即儿童，尤其是7岁以下的儿童，需要定期参加户外活动。1995年，萨默塞特郡布里奇沃特学院的学生访问丹麦，观察那里开展的实践活动[12]，他们回到英国，满怀热情地认为，英国的年幼儿童也需要这种体验。从那时起，森林学校的数量不断增加，训练有素的儿童早期教育工作者在英国当地公园或林地开设一个个户外课程。森林学校逐渐扩展到英国的南部地区，伦敦半数的行政区都在开展某种形式的森林学校项目。新的小组和团体正在形成，以便让经验丰富的儿童早期教育工作者和其他的员工团队一起讨论和反思他们的工作，支持和指导这一概念在英国的发展。[13]

英国森林学校的原则

从根本上来说，森林学校的理念是支持儿童按照自己的节奏学习，让他们在充满各种感官刺激的环境中自己做主，按照自己的兴趣进行探索。这些在当地林地环境中开展的定期课程，为儿童提供了一种完全不同的学习体验，一种不断变化的学习体验，为儿童提供了动机、激励和自由。此外，森林学校有助于幼教机构实现政府提出的各种目标，如"健康学校"和"早期干预"，以及支持幼儿家庭过上更健康、更快乐的生活。在理想的情况下，森林学校项目应为同一批儿童开设持续一整年的课程，这样儿童才能充分体验季节的变化，学会团队合作。除在建立人际关系和沟通技能方面带来的巨大益处外，森林学校项目也有助于儿童了解自我，了解自己的身体，建立自信，提高核心力量、灵活性和耐力，以及培养自己对户外活动的真正热爱。

森林学校的教学法有一套指导原则，具体如下：

- 森林学校是面向所有儿童和青少年的学校；
- 森林学校的教育基础是儿童先天的学习动机和积极的学习态度，这为他们提供了冒险、做选择和自发学习的机会；
- 森林学校由合格的森林学校的领导者组织和管理；
- 森林学校为学生提供的是全年频繁且定期的体验活动，而不是一次性的参观，最大化地实现针对当地森林的学习潜能；
- 森林学校有助于儿童理解、欣赏和爱护自然环境。

创建一所森林学校：个性化的故事

　　创建并经营一所诸如森林学校这样的户外幼教机构并非易事。最初，我们遇到的障碍与选址有关，尤其是它的入口是开放式的，很多人认为这太过冒险。事实上，倒是天气状况对于一些员工和家长来说更是一项挑战，因为他们不一定能理解在雨天或寒冷天气带儿童到户外活动的好处。当时普遍的评论是："搞得如此混乱，到处是泥泞，究竟为了什么？"然而，我们为员工和儿童配备了来自斯堪的纳维亚的防水衣，同时鼓励家长参与到课程中来，这些措施有助于宣传户外活动确实有益于儿童这一事实。三年后的今天，我们得到了儿童父母和其他家庭成员以及我们机构的员工们的全力支持。我们还创办了另一家私人办学点，也尽可能地保持了森林学校的理念。由于森林学校要使用真实的工具，设计高水平的实践任务，所以将林地作为户外的"野生"教室就需要较高的师生比，而且要有严格的安全规则和程序。我们会在儿童到达前先对日常活动地点进行评估，并对所有活动的风险进行评估。负责户外课程的员工必须参加森林学校的专业培训以及户外儿科急救方面的相关培训，并通过认证。

　　我们都非常关注保护儿童的安全，但专业对话需要围绕克服恐惧或危险之后都有哪些好处来展开，这样才能鼓舞和激励儿童。

通过设定清晰的界限，允许儿童自由地去做他们通常不能做的事，森林学校促进了儿童以下能力的发展：

- 自我意识
- 自律
- 内在动机或内驱力
- 同理心或共情能力
- 良好的社交技能
- 独立性
- 积极的心态、自尊和信心

一位森林学校从业者的反思

在森林里向孩子们介绍工具时，我通常从介绍土豆削皮器开始。如果使用不当，这些工具会割伤孩子们的手指，但不太可能造成什么严重的伤害。在我把各类工具带入森林学校这一项目时，我通常对这些孩子已经有了足够的了解，知道他们将如何对此作出回应。但是，我仍会将每件工具逐一介绍给他们，这样我就可以了解他们的反应方式。介绍完削皮器后，我会继续介绍刀具和弓形锯的使用方法。削掉树皮和创造一件物品的感官体验，能让孩子们觉得他们可以掌控周围的环境。

鲍勃·休斯在其游戏类型分类法中将掌握游戏（mastery play）描述为"控制环境中的身体和情感成分"[14]。它通常被定义为一种大肌肉运动活动，在儿童建洞穴、堵溪流、铺路，以及通过清理或栽种植物来改变空间等活动中，我们可以看到这种掌握游戏。不过，它也有探索游戏在身体上的变革性扩展。尽管掌握游戏是一种身体游戏，但它也具有情感意义，因为通过掌握游戏，儿童能够与环境中的元素建立联系，发展对自己取得成就的信心和自豪感。充分了解你照护的儿童，并事先与家长讨论潜在的风险和益处，这样有助于让每个儿童都循序渐进地参与到掌握游戏中来。森林学校的课程包括：

- 点燃火，照看火，用火煮饭，围着火堆听故事；
- 建洞穴，玩富有想象力的幻想游戏；
- 爬树，用绳索做秋千；
- 使用成人工具去砍、切和创造一些东西；
- 使用自然材料去创作和表现作品；
- 玩保护生态环境的游戏。

勇于冒险的重要性

当我还是个孩子的时候，和大多数同龄人一样，我在户外自由地玩耍，通常没有任何成年人的陪伴。那时，人们认为这才是正常童年的一部分。照看年龄较小的孩子，那是街坊四邻中年龄较大孩子的责任。儿童的活动不断演变、发展、改变，我们也曾为活动而争吵，但我的记忆却永远充满欢乐和兴奋。事实上，我仍然清晰地记得，我曾在一个大雪初霁的深夜从卧室窗户爬出去的情景！花园变得如此奇妙，我觉得我必须立刻融入其中。这种自由现在已经非常少见，而且会被社会视为"缺乏教养"。因此，我们必须扪心自问，五十多年过去了，我们是如何走到现在这一步的？这会给如今的儿童带来哪些潜在的后果？坦尼亚·拜伦评论了户外活动对培养儿童心理韧性的价值：

> 儿童的户外活动越少，他们就越不能学会如何应对成年后面临的风险和挑战……没有什么能替代儿童只有在户外探索新事物时方可带来的那种思想自由和独立的收获。[15]

2007 年 7 月，当时的英国政府颁布了一份名为《保证安全》的咨询文件，引发了一场关于社会需要在保护和自由之间取得合

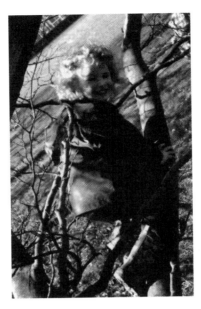

图 8.2　让孩子充分探索野外环境

理平衡的讨论。文件探讨了如何支持成年人既能够保护儿童，同时又不把他们包裹在棉絮之中，不阻碍儿童的独立，不剥夺他们"至关重要的学习和发展机会"[16]。

　　让年幼儿童一年四季都有机会在大自然的户外环境中进行探索，无疑将有助于他们建立信心和自尊，并培养其沟通技能，尤其是在合作完成任务时，例如搭建小房子、收集木头生火或用绳索设置边界线。"如果你观察在户外玩耍的儿童，你就会发现他们的体力活动如此之多——他们会花上几个小时奔跑、挖掘、攀爬。如果你命令他们去做这些事情，他们可能不会照做；但他们此刻乐意做这些事情，是因为他们此时是在玩耍。其他任何活动都无法让他们达到那种强度的身体活动。"[17]

定期参观森林学校，还能加深儿童对大自然以及生命和死亡随四季变化而循环的理解。有几次，孩子们遇到了死去的动物：狐狸、兔子和腐烂的松鼠尸体。工作人员没有让孩子们避开这些，而是与他们交谈，给他们机会去接触、思考和反思动物的生与死。经验表明，年幼儿童对于死亡的细节很感兴趣，但作为成年人，我们通常完全回避与儿童谈论这个话题，认为让儿童理解该话题会令他们太难过。然而，儿童并不排斥死去的动物，而是更加积极地探索它们，问一些关于它们的皮毛、骨头、脚、眼睛、嘴和牙齿的问题。这些敏锐的探索类似于苏珊·艾萨克斯在麦芽屋学校开展的工作。在那里，有一个大花园，她允许每一个孩子在如此丰富的环境中以自己的好奇心来引导学习。许多孩子因为情绪发展困难或行为不良而被送到这所学校，生活在被认为非常贫困的地方政府行政区之一的东南部地区的我也曾有相似的经历。然而，艾萨克斯发现，配有真实的工具、火以及令人兴奋的探索活动的户外空间，能为儿童提供自由和挑战，从而让他们能够提出最奇妙的问题，并进行科学的调查。[18]

富有挑战性的身体游戏

当孩子们第一次被带到森林中时，他们往往缺乏自信，也缺乏新环境要求的身体灵活性。这通常超出了他们现有的经验，可能需要上几节课之后，才能真正开始参与更多的森林探索活动。然而，随着他们对自己的身体越来越自信，他们开始寻找攀爬和蹦跳的机会。孩子们学着判断他们乐意攀爬的距离，协商对他们来说安全的高度。高处带来的新视野激励了大多数孩子，增强了他们的自信和自尊。研究发现，如果允许孩子们独立地爬上一棵树，他们通常会更有能力爬下来，这会对评估他们自己的能力产生一定的风险。森林学校的员工支持儿童发展独立性，在把他们从树上抱下来之前，先支持和鼓励孩子们自己尝试从树上往下爬。随着课程的主导者引入轮胎、绳子和工具来拓展孩子们的兴趣和团队合作，在森林这种环境中开展的身体游戏对儿童来说变得越来越重要。

他们经常把孩子们带到有陡坡的林地里。这些地方被孩子们称为"滑梯"，已经成为我们所用的森林里最受欢迎的地方。陡坡为孩子们提供了各种挑战，他们可以爬上去，也可以在泥土里滑下来，或者避开其他孩子从坡上跑下来。他们互相帮助，彼此支持着向上爬，有时也会组队，开展他们自己制定规则的团队游戏。孩子们还会用石块、树叶、绳子和木棍等物品制作拐杖、接力棒或标记物，这些引发了孩子们关于距离、高度和速度的讨论。许多活动还涉及高水平的身体参与，比如使用精细运动技能去收集、切割、编织和绑绳子。最重要的是，所有这些活动在幼教机构中通常是不可能实现的。在这些机构中，常规的攀爬设备被放在安全的地面上，使用时还常常需要遵守严格的规定。事实上，在最近一次参观儿童中心附属的大型幼教机构时，我听到一位员工告诫孩子们不要在户外跑来跑去，不要"瞎跑"。她所具有的这些有限的儿童发展知识说明了什么？

用大树做秋千

如果没有观察到一些孩子在轮胎、绳索或悬挂的树枝上荡秋千，森林学校的课程就是不完整的。他们似乎自然而然地被这些活动所吸引，并定期回归和重温这些活动。孩子们尤其喜欢轮胎，因为他们能用轮胎以多种方式挑战自己。想一下他们保持平衡用到的身体技能：站在轮胎上抓住上边的绳子，或者从轮胎中间层爬过，要么面朝森林地面，要么面朝树冠。有时几个孩子会共用一个轮胎，使用轮胎的不同区域，但他们会就空间、速度和位置进行协商。这些活动不仅增强了他们的手臂、肩膀、背部、颈部和手部的身体力量——这些力量对于发展他们的体态、核心力量和书写所需的抓握动作是必不可少的，而且对位于内耳的前庭神经系统的健康发育也具有至关重要的支持作用。当我们朝任何方向侧头时，内耳中液体的流动会带动细小的绒毛，指示我们在空间中的位置。（"我们是倒立的还是直立的？"）当儿童倒立着摇摆时，与移动速度和移动方向有关的大量信息被传送到大脑。前庭神经系统协调来自眼睛、耳朵、肌肉、关节、指尖、脚的所有感官信息，帮助我们调整平衡感。它还有助于调节我们的血压、心率、神经系统和免疫反应。就"入学准备"而言，前庭神经系统对我们能否成功适应学校生活的综合影响是最大的。在身体控制和身体平衡方面有困难的儿童，其前庭神经系统可能对运动的反应不足。这些孩子通常不喜欢被抛到空中、漂浮在水上、头部过度后仰、任何形式的摇摆或者在蹦床上跳跃。任何能够扰乱内耳中液体的活动都能导致他们感到恐慌或痛苦。此外，由于他们通常对自己的身体在个人空间中的位置感很差，有些行为会被他人视为负面的或具有攻击性，尤其是当其他人离他们太近时。一些自闭症儿童会表现出感觉功能障碍，需要在治疗期间进行感觉刺激。

前庭功能较差的迹象包括：

- 原始反射的延迟丧失；
- 大肌肉运动里程碑式的发展延迟 / 肌肉张力低；
- 发育迟缓，儿童动作笨拙，不能保持平衡；
- 儿童容易疲倦。

我们都有通过前庭刺激进行自我调节的内在需要，通过这种调节达到镇静和唤起的效果。然而，我们对运动的需求水平是因人而异的，对于儿童早期教育工作者来说，重要的是明白"标准的"要求并不存在。轻柔地摇晃身体可以安抚小婴儿；同样，作为成年人，我们中的很多人享受摇椅带来的放松和平静的感觉。然而，运动不足会导致前庭系统的唤起需要。人们普遍认为，儿童比成人更需要这种刺激，因此，包括旋转、摇摆、倒挂或这些运动组合在内的体育活动，为每个儿童提供了强烈的运动和感官体验，而这些正是他们经常寻求的。

森林学校教学法让英国各地的儿童能够接触到不同于以往的环境，这些环境带来的体验是对传统室内教学和户外体验的补充。森林学校会定期提供到附近林地进行主动学习的机会，使儿童能够建立信心和发展能力。《英国国家早期教育纲要》确定的有效学习和教学的三个要素是：主动学习、游戏与探索、创造性与批判性思维。对于任何观摩过森林学校课程的人来说，这些要素都是显而易见的。"单纯游戏"时儿童的动机和投入都很高；然而，这对于儿童发展的潜在作用显然是巨大的。

挑战和困境

- 你如何在你工作的幼教机构中推动户外游戏的发展？
- 你会安排一名员工从事森林学校的培训工作吗？
- 像森林学校这类带有冒险性质的项目，能否获得你所在当地政府的资助或支持？
- 当地是否有你可以参观的森林学校？
- 了解你所在的地区，在距离你工作的幼教机构 1.5~8 公里的范围内，有哪些林地或公园绿地能为儿童提供不同的活动环境？
- 你们的户外空间或花园里，是否有可供儿童攀爬或悬挂轮胎秋千的树木？
- 在林地中发现的自然资源能否被带回你所在的幼教机构？
- 仔细思考一下你对风险的理解：你是否限制了儿童的体验？
- 你为儿童提供了哪些亲身体验大自然的经历？
- 你所在的幼教机构开展诸如园艺、木工或烹饪等活动时，能否提供真实的工具？

- 你如何利用当地志愿者或团体来帮助你们完成一个森林学校的项目？

参考文献

1. D. Sobel. *Wild Play*. San Francisco: Sierra Club Books, 2011.

2. T. Gill. Now for Free-range Childhood. *The Guardian*, 2009.

3. Published online, 2012.

4. Centers for Disease Control and Prevention. Surgeon General's Report on Physical Activity and Health. 1996.

5. Report to Natural England on Childhood and Nature. *A Survey on Changing Relationships with Nature across Generations*. Childhood and Nature, 2009.

6. R. Louv. *Last Child in the Woods: Saving Our Children from Nature-Deficit Disorder*. Chapel Hill: Algonquin Books, 2005.

7. E. O. Wilson. *Biophilia: the Human Bond with Other Species*. Cambridge: Harvard University Press, 1984.

8. S. Moss. *Natural Childhood*. National Trust, 2012.

9. *The Good Childhood Report*. The Children's Society, 2012.

10. J. Piaget. *The Principles of Genetic Epistemology*. London: Routledge and Kegan Paul.

11. L. O'Brien and R. Murray. *Such Enthusiasm: a Joy to See. An Evaluation of Forest School in England*, 2005.

12. Forest Education Initiative, 2005. An initiative led by The Forest School Association, the new Forest School professional organization for the UK.

13. K. Milchem. Breaking Through the Concrete: the Emergence of Forest School in London in S. Knight (ed.), *Forest School For All*. London: Sage, 2011.

14. B. Hughes. *A Playworker's Taxonomy of Play Types*. London: Playlink UK, 1996.

15. T. Byron as cited in *The Outdoor Environment: How Can Our Children Learn to Care About Their Futures?* The Learning Escape, 2012.

16. E. Balls. Every Child Matters, speech to the National Children's Bureau at the Launch of 'Staying Safe', 2007.

17. P. Wilson. Play Association Tower Hamlets, quoted in *The Guardian*, 2010.

18. P. Graham. *Susan Isaacs: a Life Freeing the Minds of Children*. London: Karnac Books, 2009.

第 9 章

为入学做准备，
还是为生活做准备

　　我们要做的远不止让儿童为学校生活做准备，我们要为他们配备健康童年必不可少的要素：良好的人际关系、规律的睡眠、优质的食物以及每天进行身体活动的机会。

接受教育不是为了达到某种目的，而是让我们以不同的视角开启人生的旅途。我们需要的并不是为未来的某些事情狂热地做准备，而是精确地、热情地、有品位地做好手头值得做的事情。这些有价值的事情，无须强迫那些不情愿的人来做……通过接触那些已经获得它们的人，接触那些有耐心、热情和能力足以让其他人参与其中的人，我们也能获得它们。[1]

想象一下建一栋传统的砖瓦结构房子的过程：制订规划，测量土地，接下来从挖掘和打地基开始，一步一步地盖房子。为了防患于未然，针对不同类型的地面和土壤需要专业的干预和支持来加固地基。然而，正如所有的建筑工作一样，第一阶段的工作最重要，对未来房子的效果起着至关重要的作用。建筑物的坚固性、稳定性和使用寿命，都取决于地基是否牢固，尽管在房子建成后就看不到地基了，但正是在最初阶段给予的这些考虑和关注，将最终决定未来，防止出现问题。同样的类比也可用于思考个体生命中最重要且最具影响力的第一阶段：幼年就是打基础的阶段。正是这个基础阶段提供了所有人茁壮成长所需的坚定性、力量和心理韧性。我们要做的远不止让儿童为学校生活做准备，我们要为他们配备健康童年必不可少的要素：良好的人际关系、规律的睡眠、优质的食物以及每天进行身体活动的机会。2012年伦敦奥运会以"激励一代人"为口号，我们要抓住这一点，并思考我们如何才能既"激励"又"渴望"重新评估我们的实践，从而为社区中的儿童和家庭提供更好的机会。

　　英国政府明确指出，"入学准备"是儿童早期教育工作者的首要任务；但是，对于从业者来说，重要的是解构他们对这一概念的理解。如果只是专注于读写或算术这些学业技能，许多儿童，包括绝大多数的男孩，可能会在 7 岁前继续被不公正地贴上失败的标签。来自《剑桥评论》的证据表明，"儿童早期教育的重要性无可估量，对于儿童的现在和未来以及我们整个社会均是如此"[2]。儿童早期教育工作者必须为儿童设定高期望，因为，不管他们的背景或所处的环境如何，年幼儿童生来就具有巨大的潜能，但我们也必须考虑儿童所处的环境。来自学校一年级教师的反馈表明，由于学生每天被要求长时间坐在教室里，他们已经对学校"没了兴趣"。令人担忧的是，随着自然拼读测试的引进，这种情况只会变得更糟。因此，随着年幼儿童生活的"学校化"在政府政策中越来越根深蒂固，问题来了：年幼儿童在成长期需要和应该获得什么样的经历和经验？这些经历和经验对其健康、学习和福祉有何意义？对从业者来说，提出这样的质疑就变得越来越重要。

理查德·彼得斯在本章开头提供的关于教育的定义提醒我们：学习是终身之事，早在我们进入法定的学校教育之前，学习就已经开始了，并在此之后的很长一段时间都在继续。但学习并非易事，它需要我们付出很大的努力。因此，我们认为培养儿童的学习倾向是很重要的，这些学习倾向不仅会让他们为上学做好准备，而且会为他们提供对生活来说必要的工具。

捍卫游戏

尽管多年来游戏一直被视为早期教育实践的政策基础，但儿童早期教育工作者却一直承受着巨大的压力，不得不采用更加结构化的基于学校的教学方法，以便让儿童为入学做好准备。在此，我想提出异议，作为成年人，我们不会浪费生命中的宝贵时间来为老年生活做准备：你多久会练习一次使用助行架或座椅式便桶，而你这么做仅仅是开始熟悉其用法？这听起来是荒唐可笑，可是，为什么儿童就应该在三四岁时练习他们 5 岁时要做的事情？儿童在接受法定的学校教育之前的关键岁月是宝贵的，需要保护。在世界上大多数国家里，法定的平均入学年龄为 6 岁，相比之下，英国的入学年龄已大大提前了。彼得·狄克逊非常关心英国幼儿的这种困境，他这样写道：

> 我们必须谨记，小孩子不是小大人，也不是即将 8 岁、9 岁或 13 岁的孩子……5 岁的孩子就是 5 岁，他们 5 岁是因为他们现在恰是 5 岁，而不是因为他们很快就要 6 岁或 66 岁了。[3]

在最近的政策文件中，"入学准备"一词被反复使用，这可能会让很多人，包括儿童早期教育工作者、家长，不幸的是还有督学人员，对此产生误解，他们认为"入学准备"与更直接的教学有关：坐下来，专注于做数学作业或练习读写技能。事实上，"入学准备"更多地与培养儿童将自己视为学习者有关，这样的儿童积极主动，善于沟通，在思想和行为上有独立性，能恰当地与他人互动。1994 年，克里斯托弗·鲍尔爵士在《正确的人生开端》这一报告中明确提到了"动机、社会化、自尊"这些关键技能。这些技能被定义为"学习的超级技能"[4]。这篇报告强调了培养幼儿"我能"的态度和良好的社交技能、渴望学习、乐于参与、有归属感和健康情绪的重要性。

> 我们所持的传统游戏观认为，游戏是一种自由、自发和自主的活动，这反映了健康儿童发展的巨大能量。然而，如今我们却将游戏这一概念仅局限于儿童早期阶段。对于学龄儿童而言，如今游戏等同于学习和为成年生活做准备。[5]

尽管本书通篇都在广泛讨论日常的体育锻炼、运动和游戏的重要性，但就"入学准备"而言，我们需要牢记，"体育锻炼是大脑学习的基石"，身体活动本身就是"优化大脑功能的最有力工具"[6]。因此，为了持续保持大脑中突触之间的联结，不断激活信息传递，我们需要让儿童的身体得到充分锻炼。另外，我们必须考虑到，对于如今许多"坐在汽车后座的儿童"来说，生活中的身体运动已经大为减少，因此日常锻炼就变得尤为重要。[7]

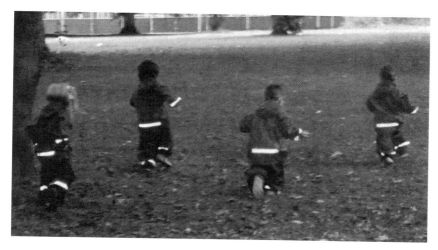

图 9.1 体育锻炼是大脑学习的基石

睡眠的重要性

对儿童和成人来说，规律的睡眠一直被认为是健康至关重要的组成部分。从经验来看，儿童的睡眠需求变化是显而易见的。季节、与生长突增有关的荷尔蒙（在青少年中非常明显，但是在儿童早期常常不被承认）、感染或疾病、体育活动水平和压力水平等都会影响儿童的睡眠需求。2 岁之前，大多数儿童的睡眠时间会比他们醒着的时间长，一般来说，大多数人在儿童期有 40% 的时间是用来睡觉的。睡眠对幼儿来说尤为重要，因为它会直接影响幼儿的身心发展。世界范围内的研究汇集了心理学、神经学和健康领域的证据，这些研究表明，儿童期缺乏睡眠会导致一些与学习关联尤其密切的障碍。作为成年人，我们知道疲劳会影响我们的思维、推理、行为、注意力和自控力。此外，新的证据表明，儿童期睡眠不足与肥胖之间可能存在联系。

根据我自己的经验，以及我与儿童早期教育专业学生的无数次交谈来看，儿童早期教育机构的工作者越来越多地被要求限制或阻止幼儿睡觉。除婴儿家长以外，其他儿童家长会提出最大限度地减少或取消儿童睡眠的要求。儿童早期教育机构需要从专业的角度解决这种困境，并制定明确的政策，支持儿童睡眠的权利和需求，将其作为儿童健康发展的一部分。

这一问题是由参加某研究项目的育婴室从业者提出的，他们的回应表明了他们面临的困境，即如何来平衡婴儿的需要与其父母的要求。无论是《英国国家早期教育纲要》的框架，还是英国教育标准局对托幼机构的规定，都很少提及睡眠，只是提到需要有可供休息的空间。在与儿童的父母深入交谈后，他们普遍的共识似乎是，白天的任何睡眠都会打乱夜间的睡眠模式。没有证据表明，白天的小憩（不论长短）都会影响夜间的就寝时间，除非小憩时间过长，一直持续到傍晚。事实上，我认为没有上午的小憩或者午休，年幼儿童会过度疲劳或过度兴奋，这会对任何既定

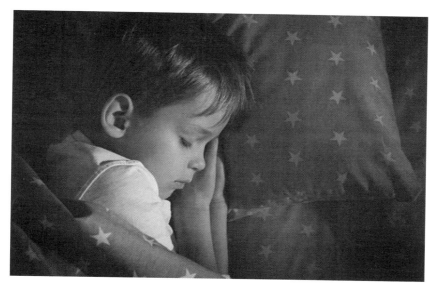

图 9.2 有规律的睡眠

的睡眠规律产生负面影响。此外，在满是疲倦、哭闹的婴幼儿的房间里，将会使孩子们压力陡增，这无疑会引发其大脑内皮质醇水平的上升。不幸的是，当身体的压力反应被反复激活时，儿童的身体几乎没有机会恢复正常，由此导致具有破坏性的慢性应激。有趣的是，精神病学家约翰·瑞迪博士认为，有规律的锻炼和体育活动可以释放大脑中的一些神经化学物质，这有助于逆转有害压力的过程，从而增强大脑的功能。

不久前，人们还经常用宽敞的婴儿车把婴儿推到花园里，让他们呼吸着新鲜的空气睡眠。这一做法至今仍然在很多斯堪的纳维亚地区的托儿所和幼儿园中得以延续，人们普遍认为新鲜空气对健康有益。这一做法也推广到了学校和医院，这些场所提倡在露营床上睡觉或休息，并且不仅限于夏天。当地一家专门治疗肺结核病和其他肺部疾病的医院提供了露天病房，以及经花园直通海滩的通道。全年中的每天都能接触海边的空气，这被认为有助于康复，患者很多晚上都睡在有顶棚的阳台上。我们应该再次扪心自问，我们对健康和生活方式的看法发生了怎样的变化，并思考让儿童长时间待在室内集中供暖的封闭空间里的负面后果。不由得又让人想起了麦克米伦姐妹为改善布拉德福德和德特福德最贫困儿童的健康所做的努力，以及为此开展身体运动所留下的遗产。

　　幼儿园中的每个孩子都应该在午饭后睡觉，或者至少要休息。孩子的母亲们偶尔会问我们，她们的孩子是否可以不睡觉。但是，对于这一规定我们没有例外，她们很快就发现，孩子午休并未影响他们晚上的休息。2岁的孩子有时会沉睡2个小时，3岁的孩子则会睡1小时或1.5小时。一些4岁的或刚满5岁的孩子不午睡，但至少要安静地躺上三刻钟。只有在非常例外的情况下，我们才会叫醒正在午睡的孩子。[8]

健康的饮食

　　一辆车要平稳行驶需要燃料、水和机油。当然，燃料是最重要的，人们需要经常给油箱加满油。然而，人们也必须定期检查保证发动机良好运转的其他必要成分——机油和水。同样，食物不仅仅是提供动力和能量的燃料，它还可以提供重要的维生素、矿物质和油脂等来维持和修复我们复杂的身体。因此，在考虑"入学准备"一词时，我们不可能不讨论饮食和营养。在过去的 20 年里，英国肥胖儿童人数以惊人的速度快速增长。2012 年收集的数据表明，到 3 岁时，20% 的儿童会超重或肥胖。[9] 相反，与此同时，英国越来越多的儿童正遭受营养不良的折磨，这是缺乏摄入新鲜食物或必要矿物质的不良饮食习惯造成的。为了产生运动、生长和学习所需的能量，年幼儿童需要规律地摄入适量的营养食物和大量的水或牛奶。一份新的针对儿童早期教育机构的义务指南《吃得越好，开端就越好》已被制定出来，旨在帮助儿童早期教育提供者和从业者，通过为儿童提供健康、均衡且营养的食物和饮料，以达到《英国国家早期教育纲要》规定的福利要求。

　　正如定期保养发动机可以降低故障发生率一样，鼓励儿童在基础教育阶段建立健康的饮食模式以及与食物的关系，可以让他们在快速成长时得到所需的能量和营养物质，这也会为他们未来长期的健康提供保障。儿童早期教育工作者常会建议，儿童的饮食由父母来决定，但是从业者对此也有责任，应在促进、鼓励和培养儿童更健康的生活习惯方面有所作为。混合膳食应该提供年幼儿童需要的所有蛋白质、碳水化合物、脂肪、维生素和矿物质。饮食模式也可以在家中培养，因此它与第 6 章中描述的小菜园这类项目一起开展，会在整个社区产生巨大的影响。就学习而言，在营养上作出微小的改变，就可以迅速提高儿童的注意力和精力水平，从而 提升其学习潜能和身体素质。

> 研究证实，学前阶段的健康饮食习惯非常重要，因为它将会影响个体今后的成长、发展和学业成就。[10]

“激励”他人的志向

2012 年伦敦奥运会为我们留下了宝贵的遗产。在奥运会结束后，一些东西仍将继续激励和鼓舞着英国的新一代。凡观看运动员比赛的儿童、家庭以及社区中的人们都可以了解到，运动员为达到运动巅峰，要艰苦训练、控制饮食，还要有奉献精神。除此之外，他们还表现出团队合作、坚持、激励、尊重、友谊和参与精神等特质。这些一定是幸福和成功生活的特征吗？我们都需要重新考虑这些志向，并将其纳入我们的工作中，以支持儿童、家长和社区更积极地参与我们的活动。下面这一简短的案例研究，展示了知识渊博的儿童早期教育工作者如何充满动力和热情地推动变革，激励团队中的每一个人。

作为一所流动的儿童早期教育机构，能够获得一大笔钱用于建造一个专供我们的孩子使用的花园，我们对此欣喜若狂。我们不知疲倦地打造一个完美的花园，设计课程，做剪贴簿，并举办了盛大的开幕式。经过如此多的努力之后，我们很难去反思我们的工作，很难意识到我们竟错得如此离谱。尽管花园很可爱，但它只代表了成年人的需求。毫无疑问，在任何人的心目中，都认为设计花园时一定会考虑孩子们的需求；然而，我们没有为孩子们提供一个能满足和拓展他们身体活动需要的户外环境。这样的错误带来的后果是，在如何最好地利用花园这一问题上，成年人之间爆发了冲突。而最糟糕的是，花园很快就失去了对孩子们的吸引力，进入花园成了一项要求而不是一种体验。作为领导者，我努力鼓舞我的团队，因为我对自己把事情做好的能力缺乏信心，而且说实话，我没有灵感或动力作出改变，更不用说我当时感到太累了，因为我正在努力攻读儿童早期教育的学位课程。

事实证明，儿童早期教育的学位是我的灵感之源。在攻读学位的第二年，我有了更加强烈的动机去翻新花园，而那曾经骇人的任务也变得更容易实现。得益于优秀的导师和非常支持我学习的同事们的帮助，我培养了自信，获得了知识和技能，发展了实践能力，从而能够和机构的其他管理者一起激励团队，通过愿景来指导他们，并详细说明我们成年人和儿童要如何完成这个巨大的转变。像所有优秀的从业者一样，我们都从观察开始，这很快就给我们指出了问题所在。孩子们只是想挖土，但我们的挖掘区却非常小，并且还被挤到了花园的一角。夏日阳光照射时，那里简直酷热难耐。它也实在太小了，根本无法激励孩子们。花园中的另一个区域，也就是感官花园，没有得到充分利用。它又太大了，而且即使阳光明媚，那个位置也总是一片阴凉。那里什么都无法生长，孩子们跑到那里，只是为了取回他们踢过去的足球。因此，我们决定改变周围的环境。我们把孩子们分成不同的花园工作小组，不管雨天还是晴天，每次活动时，不同的一组孩子和几名成人都会来到花园，做一些我们所谓的"花园工作"。我们向家长们提供活动进程的照片，让他们及时了解活动的最新进展，这很快成为我们机构的话题。我为正在发生的改变感到非常自豪。儿童、家长和员工们都干劲十足地完成了这项工作。我清楚地记得，我和我的合伙人坐在一起，兴奋地讲述着所有的变化，以及我们想建一间"泥巴饼"厨房的愿景，在谈到我们为新改造的挖掘区所规划的一些想法时，我们感受到了自己强烈的激情和不一样的情绪。

挖掘区现在是一片很大的空间，在那里，我们每天都能看到孩子们参与的各种神奇的和富有启发性的游戏。由废旧材料建成的厨房的装置，很适合做一间"泥巴饼"厨房（尽管最终我们想要一个废弃的真烤箱和带溢流平沿的水槽），而旧轮胎、面包纸箱以及各种各样的零碎东西，则为孩子们提供了无穷无尽的游戏机会。孩子们知道必须穿长筒雨靴和防水服，尤其在泥泞的地方。感知区还在建设中，现在能为孩子们提供更具探索性的体验。我们成功种植了番茄、豆子和草莓，看到我们最初建花园时购买的设备和资源，最终还是被孩子们派上了用场，这真是一件非常美妙的事情。现在，花园里充满了孩子们的惊叹声，他们非常入迷并充满好奇心，从中也获得了许多的乐趣。我们将继续开发我们的花园，让它完全实现我们的愿景，期待着有更新的灵感、动力和激情，我们觉得一切皆有可能。

另外，从这个实践案例来看，理查德·彼得斯在本章开头说的话是对的："这些有价值的事情，无须强迫那些不情愿的人来做……通过接触那些已经获得它们的人，接触那些有耐心、热情和能力足以让其他人参与其中的人，我们也能获得它们。"

最后，我以伦敦奥运会组委会主席塞巴斯蒂安·科爵士在2012年伦敦奥运会开幕式上鼓舞人心的一段致辞来结束本章和本书：

> 历史让我们为今天做好了准备。也为我们自己，为每一个英国人……这是我们的时代，有一天，我们会告诉我们的子孙后代，当我们的时代到来时，我们做得很好。[11]

我敦促你仔细思考一下自己所从事的儿童早期教育工作。你可以改变生活，塑造未来——你在"做对的事情"。历史已经让我们做好了准备，给了我们战斗的武器，现在，我们必须行动起来，最重要的是，要确保我们能"做得很好"。

挑战和困境

- 抵制通过结构化的"校本"活动让儿童做好入学准备的自上而下的压力。
- 确保儿童每天有至少三个小时的身体活动时间。
- 仔细思考你是如何培养儿童的学习倾向的，比如毅力、决心和自主性。
- 支持儿童去冒险、勇于尝试和进行团队合作。
- 考虑制定睡眠政策来支持年幼儿童的休息需求，保障他们的睡眠权利。

- 仔细思考你所在的儿童早期教育机构给儿童提供的零食或正餐。

- 运用《吃得越好，开端就越好》中的指导原则来确定菜单和餐点的份量。

- 反思你所在的社区中存在的可能性和激励因素。你如何利用它们来激发儿童的兴趣？

- 你所在的儿童早期教育机构的户外区域可以做哪些调整，从而增加孩子们的兴趣、挑战、敬畏和好奇？

参考文献

1. R. S. Peters. Aims of Education—a Conceptual Inquiry, in (ed.), *Philosophy of Education*. Oxford: Oxford University Press, 1973.

2. R. Alexander. *Children, Their World, Their Education*. London: Routledge, 2010.

3. P. Dixon. *Let Me Be*. PECHE LUNA, 2005.

4. C. Ball. *The Importance of Early Learning*. The Royal Society for the Encouragement of Arts, Manufacture and Commerce (RSA), 1994.

5. D. Elkind. The Power of Play: Learning What Comes Naturally. A*merican Journal of Play*, 2008(1), pp. 1-6.

6. J. Ratey. *Spark: the Revolutionary New Science of Exercise and the Brain*. New York: Little Brown and Co, 2008.

7. L. Karsten. It All Used to be Better? Different Generations on Continuity and Change in Urban Children's Daily Use of Time and Space, *Children's Geographies: Advancing Interdisciplinary Understanding of Young People's Lives.* 2005, 3(3), pp. 271-274.

8. E. Stevinson. *The Open Air Nursery School.* London: J. M. Dent and Sons, 1923.

9. Report of the Children and Young People's Health Outcomes Forum, 2012.

10. *Eat Better, Start Better: Voluntary Food and Drink Guidelines for Early Years Setting in England – a Practical Guide.* School Food Trust, 2012.

11. S. Coe. Opening Speech London Olympic Games, 2012.

后　记

　　生命的最初七年至关重要！越来越多的人认可这一观点，越来越多的证据证明，身体发育与年幼儿童的健康、福祉和以后的成就之间存在着根本的联系。然而，为了进一步发展和融入这一主要领域，儿童早期教育工作者须认识到，他们在儿童的全面发展中扮演的角色至关重要。

　　本书旨在帮助儿童早期教育工作者重新思考他们的工作，更加明确地关注年幼儿童的健康和身体发育的重要性。这种强调在基础教育阶段培养儿童健康生活习惯的新趋势不容小觑，我们现在必须认识到健康与未来发展之间的重要联系。本书分享了许多优秀的实践案例，以便于我们重新审视我们的教育实践。本书还介绍了一种观念，即儿童拥有健康的权利：户外活动，并不是让儿童在安全的人造"沙漠"中玩耍，而是在野外那些令人兴奋的地方，或者在能提供多种可能性的社区空间，尽情地玩耍；规律的睡眠，是指儿童在需要的时候睡觉，而不是根据成年人的需要来安排儿童的睡觉时间；每餐少食，有规律地进餐，才能为儿童提供重要的营养物质，以供其生长、保持能量和活动所需。毫不夸张地说，我们正在为这些儿童塑造未来，所以我们现在提供的一切，不仅会决定他们未来的健康，而且从根本上决定着他们的幸福和人生机遇。

本书的第 1 章以马尔默特评论中的关键词"公平社会，健康生活"开篇。每位儿童早期教育工作者都有责任将"给每个孩子最好的人生开端"作为我们的首要任务。我希望这本书能让你看到每个孩子的潜能，让你在教学方式上敢于大胆尝试，让你能够点燃自己，点燃你遇到的所有孩子的成就之火。

附 录

《英国国家早期教育纲要》法定框架（2024 年版）
学习与发展要求 *

《英国国家早期教育纲要》法定框架简介

2008 年，英国正式颁布并实施了《英国国家早期教育纲要》
（*Early Years Foundation Stage*, EYFS）法定框架，首次将 0~3 岁
婴幼儿纳入早期教育范畴，为英国保教一体化发展奠定了基础，
EYFS 堪称英国早期教育领域中的里程碑式文件。

EYFS 法定框架致力于：

1. 确保所有儿童早期教育机构提供高质量和一致性的教育，
让每个孩子都能取得良好进步，不让一个孩子掉队；

2. 通过为每个孩子的学习和发展制订计划，并定期评估和

---

* 资料来源：本附录内容节选自 Early Years Foundation Stage Statutory Framework. For group and school-based providers. Published: 8 December 2023, Effective: 4 January 2024。

考查他们所学的知识，为他们打下坚实的基础；

3. 儿童早期教育机构的工作者之间，以及与家长和 / 或照护者之间建立合作关系；

4. 机会均等和反歧视的做法能确保每个孩子都能得到包容和支持。

EYFS 法定框架历经五次修订和完善，逐步形成了贯通 0~5 岁儿童的发展领域、教学指导策略、阶段评估办法等整体性体系，包括三部分内容：Ⅰ. 儿童学习与发展要求；Ⅱ. 评估要求；Ⅲ. 儿童保障与福利要求。

最新版法定框架于 2023 年 12 月 8 日颁布，2024 年 1 月 4 日开始实施。

在 EYFS 的第 Ⅰ 部分内容中，将"儿童的学习与发展"划分为七大领域：交流与语言，个性、社会性与情绪发展，身体发育，读写能力，数学能力，理解世界的能力，表达性艺术与设计。其中前三个领域为基础领域，后四个领域为特定领域，七大领域共涉及 17 条早期学习目标（Early Learning Goals, ELGs），这些目标是评估英国 0~5 岁儿童发展状况的重要参考。

由于这套丛书不同程度地体现或反映了 EYFS 之前版本中第 Ⅰ 部分的内容，特将最新版中这部分内容整理并附书后，供读者朋友参考。

I.学习与发展要求

七大领域		早期学习目标（ELGs）	
		目标分类	具体目标
基础领域	Ⅰ.交流与语言	1.倾听、注意力和理解力	（1）专心倾听，在课堂讨论和小组互动中，用相关问题、评论和行动回应其所听到的；（2）对其听到的内容发表评论，并提出问题以阐明其理解；（3）与老师和同伴交流时能保持对话。
		2.口语	（1）参加小组的、课堂的和一对一的讨论，能提供自己的想法，使用最近被教过的词汇；（2）对事情可能发生的原因作出解释，在适当的时候，能使用最近读过的故事、非虚构作品、儿歌和诗歌中的词汇；（3）会在老师的示范和支持下利用完整句子表达自己的想法和感受，包括使用过去时、现在时和将来时，以及使用连词。
	Ⅱ.个性、社会性与情绪发展	3.自我调节	（1）能表现出对自己和他人情感的理解，并开始相应地调整自己的行为；（2）设定并朝着简单的目标努力，面对其想要的东西能够等待，并在适当的时候控制自己的即时冲动；（3）集中注意力听老师讲课，即使在参与活动时也能作出适当的反应，并表现出遵循涉及几个想法或行动的指示的能力。
		4.自我管理	（1）有信心尝试新活动，并在面对挑战时表现出独立性、韧性和毅力；（2）能解释规则的原因，明辨是非，并努力做出相应的行为；（3）能管理自己的基本卫生和个人需求，包括穿衣、如厕，以及了解选择健康食物的重要性。

七大领域		早期学习目标（ELGs）	
		目标分类	具体目标
基础领域	Ⅲ. 身体发育	5. 建立关系	（1）能进行合作学习及合作游戏，并做到与人轮流；（2）与成人和同伴建立积极的依恋和友谊；（3）能对自己和他人的需求表现得敏感。
		6. 大肌肉运动技能	（1）能为自己和他人着想，安全地通过空间和障碍；（2）游戏时能展现出力量、平衡性和协调性；（3）能做出诸如跑、蹦跳、跳舞、单腿跳和攀爬等力量性动作。
		7. 精细动作技能	（1）有力地握笔，为流畅的书写做准备，在几乎所有情况下都用三指握笔；（2）能使用一些小型工具，包括剪刀、画笔和餐具等；（3）在绘画时开始表现出准确性和谨慎性。
特定领域	Ⅳ. 读写能力	8. 理解	（1）能运用自己的语言和最近学过的词汇复述故事或叙述情节，以展示其对所听内容的理解；（2）在适当的情况下，能预测故事中的关键事件；（3）在讨论故事、非虚构作品、儿歌、诗歌以及角色扮演时，能使用和理解最近学过的词汇。
		9. 词句阅读	（1）能说出字母表中每个字母的发音，以及至少10个双字母单音素的发音；（2）通过混合发音来阅读与其语音知识相一致的词汇；（3）大声朗读与其语音知识相一致的简单句子和书籍，包括一些常见的例外词。
		10. 书写	（1）能写出可辨认的字母，其中大部分是正确的；（2）通过识别单词的发音，并用一个或多个字母表示这些发音来拼写单词；（3）能写一些别人能够读懂的简单短语和句子。

七大领域		早期学习目标（ELGs）	
		目标分类	具体目标
特定领域	V. 数学能力	11. 理解数字和数	（1）对数字 1 至 10 有深刻的理解，包括每个数字的构成；（2）分解（即不用计数就能识别数量）数字 1 至 5；（3）（不借助押韵、计数或其他辅助）能心算 5 以内的计算（包括减法运算），以及部分 10 以内的计算，包括相同数相加，例如 5+5。
		12. 建立数字模式	（1）口头数数超过 20，能认识计数系统的模式；（2）在不同情况下比较 10 以内的数，能识别一个数大于、小于或等于另一个数；（3）能探索和表征 10 以内的数字模式，包括偶数和奇数、相同数相加，以及如何均分数量。
	VI. 理解世界的能力	13. 过去和现在	（1）能谈论周围人的生活以及他们在社会中的角色；（2）根据其经验和课堂上所学内容，了解事物在过去与现在的异同；（3）通过课堂上读书和讲故事时遇到的场景、人物和事件来理解过去。
		14. 人、文化和交流	（1）用观察和讨论的方法，以及故事、非虚构作品和地图中的知识描述其所处的环境；（2）利用其经验及在课堂上所读的内容，了解自己国家不同的宗教和文化群体之间的异同；（3）借助故事、非虚构作品中的知识，适当时也会借助地图，解释自己国家与其他国家间的异同。
		15. 自然界	（1）探索周围的自然界，观察并绘制动植物的图片；（2）利用自己的经验及课堂上读到的内容，了解周围的自然界，并对比环境间的异同；（3）理解周围自然界中的一些重要过程和变化，包括季节和物质状态的变化。

七大领域	早期学习目标（ELGs）		
	目标分类	具体目标
特定领域 VII. 表达性艺术与设计	16. 用材料创作作品	（1）安全地使用和探索各种材料、工具和技术，去尝试不同颜色、设计、纹理、形式和功能；（2）分享自己的作品，并解释其制作过程；（3）在扮演故事中的角色时，能利用道具和材料。
	17. 想象力和表达力	（1）与同伴和老师一起创作、改编和叙述故事；（2）能唱一些耳熟能详的童谣和歌曲；（3）能与他人一起演唱歌曲、朗诵儿歌和诗歌、叙述故事，并适时试着与音乐同步。

图书在版编目（CIP）数据

儿童的体商：奠定主动学习和身体健康的基石 /
（英）克莱尔·史蒂文斯著；张雪，李志敏译 . -- 北京：
商务印书馆，2024. -- ISBN 978-7-100-24700-9

Ⅰ . R179

中国国家版本馆 CIP 数据核字第 20242HP590 号

权利保留，侵权必究。

儿童的体商：奠定主动学习和身体健康的基石

〔英〕克莱尔·史蒂文斯　著

张雪　李志敏　译

商　务　印　书　馆　出　版
（北京王府井大街 36 号　邮政编码 100710）
商　务　印　书　馆　发　行
山 东 临 沂 新 华 印 刷 物 流 集 团
有　限　责　任　公　司　印　刷
ISBN 978-7-100-24700-9

2025 年 1 月第 1 版　　　　　开本 889×1194　1/24
2025 年 1 月第 1 次印刷　　　印张 10¼

定价：68.00 元

感谢乔智大叔为本书提供精美插图

自称"幼儿园专业看门 20 余年"的乔智大叔，以稚拙的笔触、温情的视角，每天用一幅小图传递着关于孩子、幼儿园和教育的思考，其中一些已成为经典，在幼教圈中广为流传。